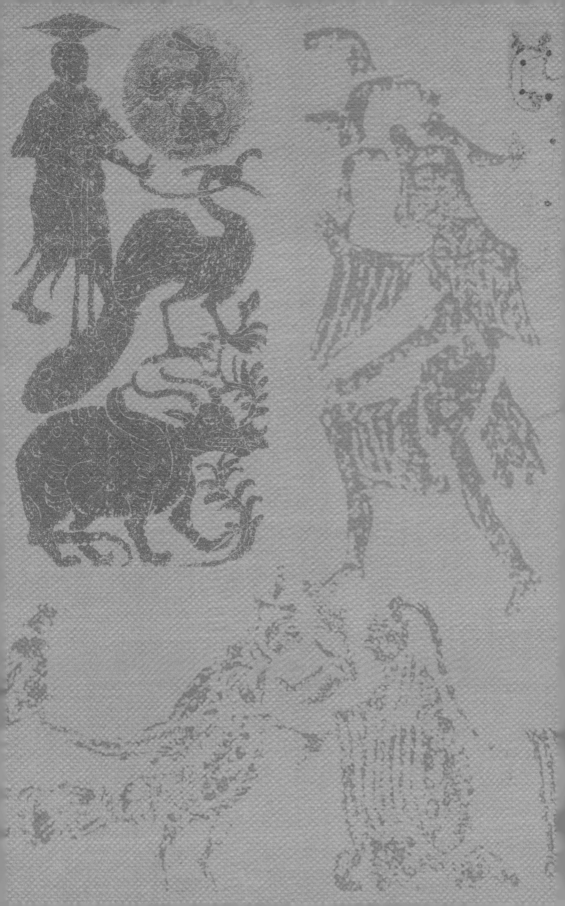

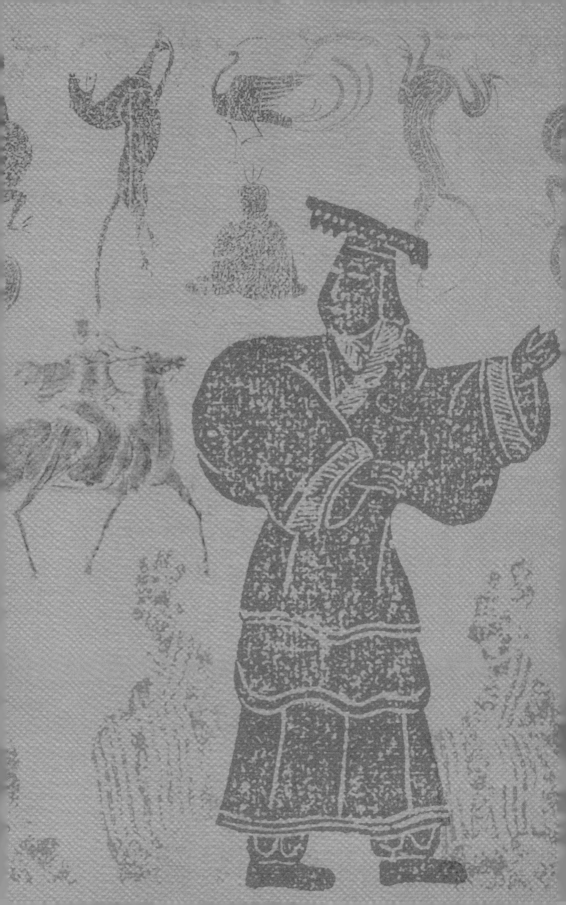

中国古医籍整理丛书（续编）

新锲家传诸症虚实
辩疑示儿仙方总论

南宋·佚名　著

李晓寅　竹剑平　校注

全国百佳图书出版单位
中国中医药出版社
·北　京·

图书在版编目（CIP）数据

新锲家传诸症虚实辩疑示儿仙方总论/（南宋）佚名
著；李晓寅，竹剑平校注 . —北京：中国中医药出版
社，2024.4

（中国古医籍整理丛书 . 续编）
ISBN 978 - 7 - 5132 - 8553 - 7

Ⅰ . ①新… 　 Ⅱ . ①佚… 　 ②李… 　 ③竹… 　 Ⅲ . ①中医临
床 - 辨证论治 　 Ⅳ . ①R241

中国国家版本馆 CIP 数据核字（2023）第 223447 号

中国中医药出版社出版

北京经济技术开发区科创十三街 31 号院二区 8 号楼
邮政编码　100176
传真　010 - 64405721
廊坊市祥丰印刷有限公司印刷
各地新华书店经销

开本 710×1000　1/16　印张 8.25　字数 96 千字
2024 年 4 月第 1 版　2024 年 4 月第 1 次印刷
书号　ISBN 978 - 7 - 5132 - 8553 - 7

定价　49.00 元
网址　www. cptcm. com

服 务 热 线　010 - 64405510
购 书 热 线　010 - 89535836
维 权 打 假　010 - 64405753

微信服务号　zgzyycbs
微商城网址　https://kdt. im/LIdUGr
官 方 微 博　http://e. weibo. com/cptcm
天猫旗舰店网址　https://zgzyycbs. tmall. com

前 言

中医药古籍是中华优秀传统文化的重要载体，也是中医药学传承数千年的知识宝库，凝聚着中华民族特有的精神价值、思维方法、生命理论和医疗经验，也是现代中医药科技创新和学术进步的源头和根基。保护好、研究好和利用好中医药古籍，是弘扬中华优秀传统文化、传承中医药学术、促进中医药振兴发展的必由之路，事关中医药事业发展全局。

中共中央、国务院高度重视中医药古籍保护与利用工作，有计划、有组织地开展了中医药古籍整理研究和出版。特别是党的十八大以来，一系列中医药古籍保护、整理、研究、利用的新政策相继出台，为守正强基础，为创新筑平台，中医药古籍事业迈向新征程。《中共中央 国务院关于促进中医药传承创新发展的意见》《关于推进新时代古籍工作的意见》《"十四五"中医药发展规划》《中医药振兴发展重大工程实施方案》等重要文件均将中医药古籍的保护与利用列为工作任务，提出要加强古典医籍精华的梳理和挖掘，推进中医药古籍抢救保护、整理研究与出版利用。国家中医药管理局专门成立了"中医药古籍工作领导小组"，以加强对中医药古籍保护、整理研究、编辑出版以及古籍数字化、普及推广、人才培养等工作的统筹，持续推进中医药古籍重大项目的规划与组织。

2010年，财政部、国家中医药管理局设立公共卫生资金专项"中医药古籍保护与利用能力建设项目"。2018年，项目成果结集为《中国古医籍整理丛书》正式出版，包含417种中医药古籍，内容涵盖了医经、基础理论、诊法、伤寒金匮、温病、本草、方书、内科、外科、女科、儿科、伤科、眼科、咽喉口齿、针灸推拿、养生、医案医话医论、医史、临证综合等门类，时间跨越唐、宋、金元、明以迄清末，绝大多数是第一次校注出版，一批孤本、稿本、抄本更是首次整理面世。第九届、第十届全国人大常委会副委员长许嘉璐先生听闻本丛书出版，欣然为之作序，对本项工作给予高度评价。

2020年12月起，国家中医药管理局立项实施"中医药古籍文献传承专项"。该项目承前启后，主要开展重要古医籍整理出版、中医临床优势病种专题文献挖掘整理、中医药古籍保护修复与人才培训、中医药古籍标准化体系建设等4项工作。设立"中医药古籍文献传承工作项目管理办公室"，负责具体管理和组织实施、制定技术规范、举办业务培训、提供学术指导等，全国43家单位近千人参与项目。本专项沿用"中医药古籍保护与利用能力建设项目"形成的管理模式与技术规范，对现存中医药古籍书目进行梳理研究，结合中医古籍发展源流与学术流变，特别是学术价值和版本价值的考察，最终选定40种具有重要学术价值和版本价值的中医药古籍进行整理出版，内容涉及伤寒、金匮、温病、诊法、本草、方书、内科、外科、儿科、针灸推拿、医案医话、临证综合等门类。为体现国家中医药古籍保护与利用工作的延续性，命名为《中国古医籍整理丛书（续编）》。

当前，正值中医药事业发展天时地利人和的大好时机，中医药古籍工作面临新形势，迎来新机遇。中医药古籍工作应紧紧围绕新时代中医药事业振兴发展的迫切需求，持续做好保护、整理、研究与利用，努力把古籍所蕴含的中华优秀传统文化的精神标识和具有当代价值、世界意义的文化精髓挖掘出来、提炼出来、展示出来，把中医药这一中华民族的伟大创造保护好、发掘好、利用好，为建设文化强国和健康中国、助力中国式现代化、建设中华民族现代文明、实现中华民族伟大复兴贡献更大力量。

中医药古籍文献传承工作项目管理办公室

2024 年 3 月 6 日

许 序

　　"中医"之名立，迄今不逾百年，所以冠以"中"字者，以别于"洋"与"西"也。慎思之，明辨之，斯名之出，无奈耳，或亦时人不甘泯没而特标其犹在之举也。

　　前此，祖传医术（今世方称为"学"）绵延数千载，救民无数；华夏屡遭时疫，皆仰之以度困厄。中华民族之未如印第安遭染殖民者所携疾病而族灭者，中医之功也。

　　医兴则国兴，国强则医强。百年运衰，岂但国土肢解，五千年文明亦不得全，非遭泯灭，即蒙冤扭曲。西方医学以其捷便速效，始则为传教之利器，继则以"科学"之冕畅行于中华。中医虽为内外所夹击，斥之为蒙昧，为伪医，然四亿同胞衣食不保，得获西医之益者甚寡，中医犹为人民之所赖。虽然，中国医学日益陵替，乃不可免，势使之然也。呜呼！覆巢之下安有完卵？

　　嗣后，国家新生，中医旋即得以重振，与西医并举，探寻结合之路。今也，中华诸多文化，自民俗、礼仪、工艺、戏曲、历史、文学，以至伦理、信仰，皆渐复起，中国医学之兴乃属必然。

迄今中医犹为国家医疗系统之辅，城市尤甚。何哉？盖一则西医赖声、光、电技术而于20世纪发展极速，中医则难见其进。二则国人惊羡西医之"立竿见影"，遂以为其事事胜于中医。然西医已自觉将入绝境：其若干医法正负效应相若，甚或负远逾于正；研究医理者，渐知人乃一整体，心、身非如中世纪所认定为二对立物，且人体亦非宇宙之中心，仅为其一小单位，与宇宙万象万物息息相关。认识至此，其已向中国医学之理念"靠拢"矣，虽彼未必知中国医学何如也。唯其不知中国医理何如，纯由其实践而有所悟，益以证中国之认识人体不为伪，亦不为玄虚。然国人知此趋向者，几人？

国医欲再现宋明清高峰，成国中主流医学，则一须继承，一须创新。继承则必深研原典，激清汰浊，复吸纳西医及我藏、蒙、维、回、苗、彝诸民族医术之精华；创新之道，在于今之科技，既用其器，亦参照其道，反思己之医理，审问之，笃行之，深化之，普及之，于普及中认知人体及环境古今之异，以建成当代国医理论。欲达于斯境，或需百年欤？予恐西医既已醒悟，若加力吸收中医精粹，促中医西医深度结合，形成21世纪之新医学，届时"制高点"将在何方？国人于此转折之机，能不忧虑而奋力乎？

予所谓深研之原典，非指一二习见之书、千古权威之作；就医界整体言之，所传所承自应为医籍之全部。盖后世名医所著，乃其秉诸前人所述，总结终生行医用药经验所得，自当已成今世、后世之要籍。

盛世修典，信然。盖典籍得修，方可言传言承。虽前此50余载已启医籍整理、出版之役，惜旋即中辍。阅20载再兴整理、出版之潮，世所罕见之要籍千余部陆续问世，洋洋大观。

今复有"中医药古籍保护与利用能力建设"之工程，集九省市专家，历经五载，董理出版自唐迄清医籍，都400余种，凡中医之基础医理、伤寒、温病及各科诊治、医案医话、推拿本草，俱涵盖之。

噫！璐既知此，能不胜其悦乎？汇集刻印医籍，自古有之，然孰与今世之盛且精也！自今而后，中国医家及患者，得览斯典，当于前人益敬而畏之矣。中华民族之屡经灾难而益蕃，乃至未来之永续，端赖之也，自今以往岂可不后出转精乎？典籍既蜂出矣，余则有望于来者。

谨序。

第九届、十届全国人大常委会副委员长

许嘉璐

二〇一四年冬

校注说明

　　《新锲家传诸症虚实辩疑示儿仙方总论》作者姓名、生平事迹不详，由书中所引著作的刊行时间并结合书中所述医事活动来推测，作者约生活于南宋末年，医学世家出身，早年曾习举业，行医于赣州（今江西省赣州市）、梅州（今广东省梅州市）一带。本书约成书于 13 世纪后期，但不早于南宋德祐元年（1275）。

　　本次校注选定现存唯一版本明万历乔山书社刻本为底本，《伤寒论》《金匮要略》《太平惠民和剂局方》《易简方》《普济本事方》《是斋百一选方》《三因极一病证方论》《黎居士简易方论》等书的通行本为他校本。

　　本书的具体校注原则如下。

　　1. 原书为繁体字竖排，现改为简体字横排，并进行现代标点。原书凡指文字方位的"右""左"，均径改为"上""下"。

　　2. 对难读难认的字进行注音，采取拼音和直音相结合的方法标明。

　　3. 对费解的字词、成语、典故等予以训释，用浅显的文句解释其含义，力求简洁明了，避免烦琐考据。一般只注首见者，凡重出者，则不重复出注。

　　4. 异体字、古字、俗字径改。通假字保留原字，于首见处出注，并予以书证。

　　5. 因笔画缺衍、读音相近所致明显错字径改。

　　6. 原书存在"症"与"证"、"辨"与"辩"、"胎"与"苔"等字混用的情况，为保留文本原貌，不予改动。

　　7. 原书引用他人论述，特别是引用古代文献，如"经曰"

"仲景曰"等内容，每有剪裁省略，凡不失原意者，一般不据他书改动原文；若引文与原意有悖者，则予以校勘，并出校记。值得说明的是，本书"经曰"内容涵盖《伤寒论》，非专指《内经》。

8. 原书中明显衍误的文句，予以删除并出校记；若难以肯定则保留原文，并出注说明"疑衍"。

9. 原书中用字不规范的药物名称，如"石羔""金薄""蛾管石""姜蚕""斑猫""蔓京子""枯凡""鹏砂""枝子""牡历""川练子"等，均按现代中药通用名予以径改，不出注。对约定俗成的药物别名以及存在歧义或疑问，有待考证的药物名称，如"红内肖""瓜实""山虾鳅蝍""紫丹厚朴""海纸"等，则不予改动，必要时出注说明。

10. 原书目录与内文互参，重新整理编写目录，若显系内文错讹而原目正确者，则据原目改正内文，并出校记；如属原目有误而内文不误者，则予以改正，目录中不出校记。

11. 原书每卷卷端有"新锲家传诸症虚实辩疑示儿仙方总论"，现统一删去。原书部分卷末有"新刻示儿秘诀方一卷终""虚实辩疑三卷终""五卷终"等文字，各卷体例不一，统一删去。

12. 原书中有字迹漫漶处，据他著或上下文义补全者，出注说明；难以补全者，以虚阙号"□"标记；因页面残损造成大段脱文，字数难以统计者，则以不定虚阙号"▨"补入。

13. 原书中可见多处朱笔批注，若显系内文错讹而朱批正确者，则据朱批改正内文，并出校记。

14. 书中方名、组成并具的方剂，编写索引附于书末以便读者查阅，无名方及未具组成的方剂未编入其中。

目　录

卷之一

发表总论第一

盖闻世之治伤寒者，皆曰先当发表。所谓发表之药，无出麻黄、桂枝，而此二药，用之最宜详审。经曰：伤寒脉紧，伤风脉迟。假令诊得六脉紧数，按之切骨有力，外症恶寒无汗，面色垢，头痛发热，口渴，小便赤涩，大便秘难，此真麻黄症也。若诊得六脉浮洪而迟，按之不足，指下无力，外症恶风自汗，面色光泽，头痛发热，小便清利，大便时泄，口反不渴，此真桂枝汤症也。但二症须诊得脉定，分明见得是伤风、伤寒，依法治之，无不作效。若脉症不明，乱投汤剂，必致损人。余多见近世之人，有用麻去节，佐以品味，不问伤风、伤寒，一例为病者发汗，名曰发散，误人性命多矣。今余揭麻黄、桂枝发表，明白著于篇首，予以发明先圣千万世生生之道也。

发散伤寒最难第二

凡为医人者，遇病便一例用药发散，非也。大概病有当发散者，汗之；不当发散者，即不可汗，只宜和解。当发汗者，其人发热，六脉浮紧，无汗，头痛恶寒，宜发汗。亦但使病人遍身漐漐①而湿润则止，切不可大发汗，麻黄汤、解表散加去节麻黄主之。若不当汗者，决不可汗，只宜和解之。其人虽四肢烦热自汗，六脉浮大，重按则指下无力，切不可发汗，只合

---

① 漐（zhí直）漐：汗浸出不住貌。

奏荣卫汗止为效，使荣卫既盛，邪气自退而平复矣，桂枝汤、和气散、养荣汤主之_{以上五方}。

发散麻黄桂枝不可轻用第三

桂枝性热，有实表之功；麻黄性温亦热，有发汗之功。伤寒无汗者，用麻黄发表；出汗伤风有汗者，用桂枝实表止汗。若伤风见寒脉，伤寒见风脉，仲景以麻黄桂枝各半汤，对此截截①乎绳尺之严不可轻也。

伤寒当汗不可汗第四

仲景曰：有汗恶风为伤风，无汗恶寒为伤寒。伤寒其症，无汗而面色垢而无光，头痛，恶寒身热，名曰表实。表实者，无汗当发汗，麻黄汤主之_{见前二章}。若伤风，其人自汗，面色光泽而不垢，恶风身热，头痛，六脉浮大而迟，名曰表虚。表虚者，当敛汗，不可再令汗出，收敛荣卫，合为实表，桂枝汤、宜和气散②主之，宜和解③养荣汤主之_{见前二章}。必须按仲景法，分伤风、伤寒、虚实施治，无不作效也。

麻黄桂枝不可误用第五

仲景曰：有汗不可服麻黄，无汗不可服桂枝。凡有汗恶风，法当用桂枝实表，即不得用麻黄。若误用麻黄，其人发猛，盖麻黄发散心血，既是自汗，不当再用麻黄。以麻黄重汗，汗则心血散，为亡阳，为厥竭，为虚谵，为语言声嘶，甚至心气散，

---

① 截截：整齐貌。
② 和气散：原作"和解散"，据前文改。
③ 和解：疑衍。

舌卷不能言者，皆不当汗而误之失也。无汗伤寒，法当用麻黄以散表，不得用桂枝。若误用桂枝，其人发狂，盖桂枝生心血，既是无汗表热，再不当用桂枝，以火助火，血热为烦结，为枯竭，为谵语，为癫狂奔走，甚则心气郁，号呼哭泣，逾墙上屋，此皆不可用桂枝而误用桂枝之失也。

仲景辨用桂枝麻黄①第六

仲景以有汗恶风用桂枝，以无汗恶寒用麻黄，此一定之说也。但病人恶风恶寒，其证则皆发热，而寒热则欲被盖，何以别之？然此当以脉察之。紧数为伤寒，迟缓为伤风。而仲景要法则以于恶风、恶寒之中，但以有汗、无汗，而别用麻黄、桂枝也。此为的当，学者不可不知。

妇人不可一例发汗第七

妇人以血气浑全为平善，故妇人不可轻发汗者。盖每月经水一损，所以以妇两手尺中无全脉者，正谓此也。凡遇妇人病，慎勿轻汗，汗则重虚；若要发汗，须是几服好药，方救得回转。所以逍遥散一药，为妇人初病解散之剂，近世名贤亦以妇人初病，发热头痛者，就以四物汤加此柴胡，亦为得理。盖此二药皆有芎䓖打头②，不致损耗其血，故妇人三百八十四病，治以亦百九十三方，其中未尝有一药用麻黄者，正以其每月一损，切不可汗，以重其虚也。

① 黄：原脱，据目录补。
② 盖此二药皆有芎䓖打头：此二药应指逍遥散、四物汤，但逍遥散原方并无芎䓖。

卷之一

三

余昔年以讼淹留①三十，尝以为人家近，城市熟，药铺亦好，遇病无分男子、妇人，并一例用药发汗，更不审实所以。其中妇人有因轻汗而重其病者，反生他症也有之，甚至丧生而不救者有之。此病家不可不晓。予见庸医，鲜有不差。失此，生失也。逍遥、四物不具。

诸病不可汗当回避麻黄第八

麻黄一药，仲景用之最审。除节先，后用水煮，捞数十次，然后用纸拖，拖去黑泡。不然和黑泡吃下则汗，汗出无底。凡此者，以麻黄发散心血，恐用之过多，杀人性命也。况病有当汗者乎，医者于此最不可不明也。今取诸病有不当汗者，开列于后，谨之。

动气在左不可汗。

动气在右不可汗。

动气在上不可汗。

动气在下不可汗。

咽中塞闭不可汗。

自汗不可汗。

虚劳不可汗。

诸失血者不可汗。

痢后不可汗。

痈疽破后不可汗。

折伤不可汗。

厥而脉紧不可汗。

① 淹留：长期逗留。

产后不可汗。

烦而小便利不可汗。

老年不可汗。

血虚弱者不可汗。

尺脉弱者不可汗。

痔漏不可汗。

诸脉得数、动、弱者不可汗。

以上诸症皆不可发汗。凡遇病选药施治，才见其中有麻黄者，并回避之。

伤寒不可以火劫汗第九

愚民有病不服药，动辄以猛火劫汗，外多用被盖，内以姜葱豆豉汤热服之。经猛火逼，良久汗出，俱以为喜。须臾汗出如雨水者，若是强健之夫偶愈。至若风①气血素损弱之人，只消此一汗，则发生他症，甚者卷舌不能言，而不可不救。戒之！戒之！

误汗过多舌卷不能语第十

经曰：血生于心。汗者，心之液也，人之言语发于心。今病者自汗，本不当再汗，而有汗之，是曰误汗，则所发之汗者，皆心血也。心血既散，则上应病于舌，故卷舌不能语。医者不自知，把手乃呼为哑瘴，束首无治法，坐视其死，岂不悲哉？凡遇此病，不怕有潮急，于养荣汤中加官桂、酸枣仁、柏子仁、远志、紫石英、熟附子、防风，作十大服，姜、枣煎灌之，名为收敛心气，以汗止即能言。食后临卧，却以酸枣汤调妙香散，吞下

---

① 风：疑衍，原书朱批删去此字，义胜。

十四友丸。仍下部以大青盐丸，早晨吞下，镇安气海，并以《三因方·风部》解语汤煎成，旋入竹沥，同下，无不效者以上五方。

养荣汤

治汗过多，不语。滋补荣卫，收敛心气一本有白术。

人参　茯苓　粉草　当归　京白芍　酸枣仁　柏子仁　附子炮　紫石英　川芎　黄芩　官桂　木香　远志

以上等分，每服三钱，姜、枣煎成。取雄鸡冠滴血，旋入竹沥及童子小便，曰妙香散。十四友丸不具见《局方》。

大青盐丸

青盐一两，研　鹿茸二两，盐炒炙　破故纸二两，炒　山药二两　舶上茴香①一两三钱，炒　小茴香二两三钱，炒　川楝子一两，去核净　茯苓二两　肉苁蓉三两，酒洗　连珠巴戟酒浸去心，三两　杜仲二两，姜汁洗　肉桂二两　香附子炒，一两，净　山茱萸去核，一两　胡芦巴炒，一两　川椒去目，三两　苍术二两半，洗

上为末，酒煮，面糊为丸，梧桐子大。每服五十丸，盐酒汤送下，神效。

余己酉年四月，有里人谢中夫乃子，梅州放鱼，子归发潮热，因过多不能言语，依上治之得安。是年予救数十人，皆此症，亦有汗过传刚痉、柔痉者附于此，治法同上。但刚痉手足强急筋挛，又用排风汤去麻黄，加竹沥，同煎服。排风汤方不具见《局方》。

以上十条并按仲景法度，专论麻黄、桂枝攻表不同，不可轻用。次论攻里法度于后。

---

①　舶上茴香：中药八角茴香的别名，"舶"系指其为外来品。

卷之二

伤寒攻表总论①第十一

伤寒表症罢，病有结于里者，必攻其里。所谓攻里之药，不离大黄、枳壳、朴硝、巴豆之类，而大黄与巴豆之用，大概不同。假令病者本无潮热，但是腹胀不进饮食，或肚痛，或泄利，口噫臭气，此属太阴脾经病分晓，于此者各用巴豆加感应丸、丁香脾积丸等皆可。攻里之剂，如病者发热身痛，腹中邪气和热结聚，小便涩，大便秘难，发狂谵语，此症不可用巴豆攻里，正宜用大黄、朴硝，方为的当。无见医人多用巴豆合成丸子，不明前说，仙②遇病攻里，一例用巴豆取泄，误人多矣。不知三阳病结在里，非巴豆可攻。余今以大黄、巴豆二药攻里，详明于后，实审用之，庶无误矣。

大黄巴豆攻里不可一例轻用第十二

巴豆性本热，生温、熟寒，主太阴脾经食积一症，仍主男子小肠疝气、肾气，或全用，或借性，用之有效，却不可以此荡涤邪热之剂。凡邪热在里，更用巴豆攻之，反助其热，适以为大害。大黄性寒，主五脏三焦实热壅结，破积聚，去瘀血，故荡涤邪热，必虽用大黄，佐以芒硝，正仲景之说也。

【眉批】凡伤寒冷食积结而不化者，用巴豆；凡伤热邪壅

---

① 总论：原作"论总"，据目录乙正。
② 仙：疑为"值"之误。值，遇，碰上。

结而不散者，用大黄。庸工不明寒热之理，颠倒用之而误甚矣。

大黄芒硝攻里当量病轻重审用第十三

仲景曰：只用大黄，不为紧暴，佐以朴硝，则紧暴矣。又曰：病在阳明，急宜下之。仲景所以称急下之者，正谓病到阳明，胃经蓄热，内有燥屎，非承气汤不除，最宜急下，不可少缓，则病过厥阴而命必倾矣，故急利阳明以救厥阴也。此病热急，仲景用药以峻急，是大承气汤有起死回生之功，然则亦虽见症脉真分明，心下识得是此病，当用此药方可。若诊脉症不明，必误人性命，谨审谨审。古人以大黄为将军，谓能救人亦能杀人也。

攻里用药虚实不同第十四

凡手足厥逆，遍身自汗，吐逆自利，皆急宜救里。仲景以术附汤①、真武汤吞黑锡丸丹为要药，然后却以桂枝汤表之。次用十全大补汤，此虚症者当如此。若其人手足厥冷，吐逆，额上有白汗为珠，遍身无汗，此阳明症也，仲景治法以大柴胡、大小承气方安。如呕者，小柴胡加竹茹汤，能止之，此实症又宜如此。大抵症同而虚实不同，若不明辨明②，病未能杀人，而误药杀人也。

凡前症虚者，呕吐而有物出，遍身有汗，手足冷，则曲池、足冷至膝腕，小便清，大便泄，不渴，头不痛，脉来迟而不小者，真阴症也。若见干呕痰沫无物出者，十指头冷，少时又温，

---

① 术附汤：原为"附汤"，据医理补。

② 明：疑衍。

小便赤，大便结，口渴，身无汗，惟额上独有汗，脉来洪而弦实，真阳症也。

以上再详辨虚实二症，兼前用药，万不失一也。又说亦明。今夫病者，阴症则必泄利，肾水不能上①升则又反渴，爱饮水，肾不滋舌也，急宜辨之。

腹痛有虚实不同不可一例用药第十五<small>与卅五、廿八章参用</small>

凡腹痛有虚实，有寒而发痛，有热而发痛者，不可一例作气治之，授以热剂，误人性命，非轻。凡痛者，小腹连脐左右上下疼痛，或作水泻，手足逆冷，如此者，真虚寒也。仲景治法以术附汤吞黑锡丹，于十全大补汤加白芍、熟附子、木香、茴香对之。泄不止者，又要五积散去麻黄，仍投五积宽中散；如痛不止，于青盐丸和胡芦巴丸，吞下立效。若是痛刺两胁至乳下，连心中，怫郁而刺，牵引背饭匙骨②下而痛，大便赤，泻频，并如此者，乃是实热而痛也，仲景法治以小柴胡加赤芍药；又不止，大柴胡汤。仲景曰：痛甚加芒硝。如痛定，实而不止者，大小承气汤主之，《是斋》推气丸极止实热发痛。夏秋间心胁痛而渴者，黄连香薷散加大黄、赤芍，煎冷服即效；次用除桂五苓散加辰砂，冷白水调，下利去小便，无不效者。以上治腹痛，一虚一实，依此明辨用药，心中热③然，又当以脉审察之。凡阴虚发痛者，其脉迟而紧；阳实发痛者，其脉数而弦。甚则六脉皆不动，名曰伏脉。仲景曰热

---

① 上：此后原衍"降"字，据文义删。

② 饭匙骨：即肩胛骨。其前方呈扁平三角形，向后凹陷，形同饭勺，故名。

③ 热：原书朱批作"了"，义胜。

极则伏，不可不审。

头痛有虚实不可一例用药第十六

凡头痛有数种，有伤风头痛，有伤寒头痛、痰厥头痛、肾厥头痛、肝厥头痛。伤风头痛自汗者，宜实表，用桂枝汤、芎芷香苏散加桂枝、参苏饮加桂、和气汤见前。伤寒而痛无汗者，宜发表，用麻黄汤、解表散见前、败毒散、川芎茶调散、十神汤《局方》。痰厥头痛，宜除痰，四七汤吞半夏丸、芎辛汤、四生丸饮《局方》。肾厥头痛，宜补肾，使肾水上升即止，用大青盐丸见前、安肾丸、胡芦巴丸《局方》。肝厥宜清，上实下虚，用玉真丸。

玉真丸

硫黄　硝石　南星　石膏火炼过

上用火煅石膏，余并生用，为末，姜汁煮糊为丸，如梧桐子大，每服二三十丸。食后盐汤吞下。

钓钩藤散

钓钩藤　人参　茯苓　茯神　麦门冬　防风　陈皮　半夏甘菊　粉草　石膏

上剉，二钱，姜、枣煎，温服。

以上诸证不同，更宜用心，以脉参，详脉症，依上法施治。或曰三无头痛，其如汗厥，即属厥阴，又属少阴，不可尽信制。

口渴有虚实不可一例用药第十七

病人有实热而渴者，有气虚自汗过多，或误发汗，津液顿亡而渴者，名曰血竭发渴，治法不同。假令血热发渴，外症四肢有热，小便赤秘，宜小柴汤加人山①、蒌根汤、半夏；不止，以瓜蒌根、乌梅、枇杷叶煎生料，洗心散；又不止，用辰砂、去桂五苓散。若自汗发渴，五积散除麻黄，倍加官桂；人参、黄芪主之，用养荣汤见前加五味子，煎服作效。若产后及室女行血过多而渴，宜用四物汤加五味子酒，浑熟，服。不怕渴，不妨用酒；如不意，只用水煎。外用十四味建中汤去附子，加人参②、乌梅、砂蜜，甚妙。若产后及室女经血过多，决要于上治法，庶不致伤血而丧命。若误用良剂，其血必结在中脘，性命在反掌间，切宜谨审。

腰背四肢疼痛有虚实第十八

凡腰背四肢痛者，有虚损发痛，有胃热经络紧急，血浸淫于骨节间而痛者，假如虚损作痛，腰背重者，转侧艰难，小便频并，宜地骨皮散主之。

地骨皮散

地骨皮　防风　羌活　秦艽　北柴胡　没药　甘草　官桂
天仙藤　五加皮

上剉，二钱，姜、枣，水煎服。

又用秦艽散

秦艽　甘草　当归　川芎　地骨皮　羌活　前胡　官桂
芍药　五加皮　没药　黄芪　人参　北柴胡

上等分，剉，二钱，以姜汁煎服。

---

① 人山：疑为"人参"之误。
② 加人参：疑误。十四味建中汤原方便有人参。

又用**万全饮**

人参　白术　茯苓　甘草　当归　川芎　黄芪　羌活　官桂　白芍　没药　北柴胡

上剉，二钱，姜、枣，水煮服。

又用青娥丸、茴香丸、牛膝木瓜丸、没药丸、乳香趁痛丸、虎骨散、五积散加桃仁，以上五方出《和剂》。虚症依上，用之无不效。若见手足拘挛，大小便秘而痛实者，宜用加味败毒散。

加味败毒散

前胡　柴胡　羌活　甘草　地骨皮　茯苓　川芎　枳壳　人参　五加皮　桔梗　没药　黄芩　大黄　天仙藤　细辛　赤芍　独活　石南藤

上剉，二钱，各等分，以车前子煎，仍进。

推气散

治一切内伤生冷，腹痛不止。

香附　陈皮　木香　青皮　莪术　槟榔　牵牛　厚朴　大黄　栀子炒过

外加赤芍或白芍；不通去青皮，加枳壳；热盛加黄芩、木通。

《是斋》**推气丸**

大黄　黄芩　槟榔各五钱　枳壳　黑牵牛　枳实　陈皮各三钱

以上本方，宜加半夏、南星、牙皂、苦梗各三个。

上为末，姜汁糊为丸，如梧桐子大。食后进温酒送下，五七十丸依服。一方加黄连五钱。

□□散

斯方量病，用之在乎意，可也。

当归　川芎　枳壳　羌活　独活　甘草　大柏皮　黄芩　大黄　白芷　细辛　荆芥　薄荷　没药　苦参　玄参　沙参　红内肖①　红花　苏木　川乌煨。各等分

上各散，二钱。薄荷、灯心草、车前子、生姜，水同煎。二症如上法治之，无不作效。

妙香散

麝香三分　人参五分　木香五分半　茯苓　茯神各二两　黄芪二两　桔梗半两　甘草半两　远志　山药各一两　辰砂三分，另研

上为末，每服二钱。

消暑气丸

半夏一斤　甘草生用　茯苓去皮。各半斤

上为末，姜汁煮糊为丸，每五十丸。

来复丹即二气丹

硝石　硫黄各等分。炒黄色

上研，米糊为丸，每服十四丸。

不换金正气散

厚朴制　藿香　甘草　半夏制　苍术制　陈皮

上酸枣煎服，忌食油冷物。

---

① 红内肖：中药紫金皮（南五味子根皮）的别名。

自汗各有虚实第十九

自汗睡中自出者，名曰盗汗。遍身手腕曲池皆有，法治万全饮见前，内加酸枣仁、远志、牡蛎，仍进妙香散、建中汤及养荣汤，加浮麦子煎，如不止再用《局方》：

防风　甘草　牡蛎　当归　人参　川芎　黄芪　浮麦

上各等分，二钱，姜、枣煎服。

复有一症，身中全无汗，一如发潮热，但额上有汗，此乃病在阳明，而自汗属胃受热，大柴胡及大小承气、洗心散、白虎、竹叶石膏汤《局方》，无不作效。但此症宜详审分明，见得方可。

伤暑自汗第二十

凡人血气盛，则无伤感之患；若血气不足，冒暑而来，忽然卧倒在地，手足逆冷，自汗干呕，其汗额上有点缀，四肢全无汗。六脉微细，甚则六脉俱无，名曰伏脉，宜服香薷散，又宜消暑丸。水泻者，五苓散吞来复丹、半硫黄丸；热不退，宜竹叶石膏汤、白虎加人参汤；又不退，小柴胡汤加石膏汤；又不退，辰砂五苓散以上《局方》。凡是服暑病，切不可谓手足冷，轻下附子回阳，误则杀人。如五积散等，皆亦不宜用。

伤湿自汗第二十一

凡伤湿之人，四肢重着，不能转侧，腹中膨胀，小便不利，四肢淉淉。自汗头痛，治法切忌发汗，宜利小便为上策。仲景曰：治伤湿不利小便，非其治也。法当先用和气散，即五积去麻黄；次用不换金正气散、参苏饮；觉宽即五苓散加黄芪[1]、人参，利其小便，又进白虎汤加苍术服。若手足痹而挛曲者，防己黄芪汤吞防己黄芪丸；不效，即用术附汤、除湿汤。然此二药未可轻用，最宜审的用之可也。

温湿[2]自汗第二十二

温湿之症，其人先受热，次感湿，为湿气闭热于内，不得发泄，其症四肢微汗，及脚腕、两腋下漐漐自汗，外症小便赤黄，治法如二十一章，其要在白虎加苍术汤。及上工，夫盍[3]取苍术？除湿亦利水之功。次用五苓散加人参、黄芪，用防己黄芪汤，惟参、苏可谓调理之剂。

风湿自汗第二十三

病人六脉浮洪，而湿热四肢自汗，小便反涩，治法先用桂枝汤□□，次用滋养荣卫之剂，奏起表为上策。大□一同□。

---

① 黄芪：原书字迹漫漶不清，据下文补。
② 湿：原作"温"，据目录及下文改。
③ 盍（hé 何）：文言副词，何不。

卷之三

呕恶有虚实不可一例用药第二十四

凡呕恶，有虚实二症，不可一例施治。凡虚有呕恶者，胃气寒，其脉迟细，每呕有食出，甚则有吐蛔出，手足冷，头上自汗，或至下泄，治用上谓温中养脾，养胃汤、藿香正气散，加人参、黄芪、干姜，用姜、枣煎；又用千金大养脾丸、水煮①木香丸、健脾散、丁香煮散。如不止，却以黑锡丹、来复丹、灵砂丹镇安气海，然后却以术附汤、真武汤投之，又以真人养脏汤止注。其养脏汤修合有口工，只依《局方》无效也以上《局方》并。若实呕恶，病人只是吐痰沫，干哕，冲着热气即吐，无物出，其脉数而弦长，发症②发渴，或有潮热，如此则呕恶者，仲景治法以小柴胡汤加竹茹，甚者进大柴胡汤；又不止，直须下大承汤方止。服此药，并要微冷，不可热投，反吐。又有伏暑而呕者，浸冷香薷散；甚，次投竹叶石膏汤，又进除桂加辰砂五苓散，利其小肠水，热退则呕自止。大抵病③分虚实，察脉用药，寒则暖补，热凉解散，万不失一。

余尝读古书，见孙氏云姜为呕家之圣药，《伤寒赋》亦曰姜专主呕。常遵思邈之书，书说④并不说虚实，假如前论虚症用煨姜，诚有功效；若胃发呕，合于仲景之法。如准孙说，一

---

① 煮：原作"耆"，据《太平惠民和剂局方》"水煮木香丸"改。
② 发症：疑为"发热"之误。
③ 病：此后原衍"病"字，据文义删。
④ 书说：疑衍。

例用姜缓胃，恐不能症对。

吐痰有虚实不可一例用药第二十五与三十五章参用

脾虚吐有痰，冷伤中脘，宜五积散去麻黄、参苏饮、二陈汤吞半夏丸并《局方》。如觉有热吐痰者，亦合用小柴胡汤、辰砂化痰丸。又以鹅管石、白矾、雄黄、轻粉、焰硝、硼砂细研，干入口中含化。盖黄痰多是热，治法不须专治痰，只除心脾二经热，则自然痰不作矣。惟有加味推气丸，豁痰除痰之要药也。时效方见前。

咳呕有虚实第二十六与七十七章参详

凡咳，二声、一声为虚咳；连咳十余声不止者，而不绝，有热也。虚咳多生于劳瘵之人，语言声嘶，甚至失音，治法宜二陈汤、大秦丸，如鳖甲獭瓜散《局方》、万全饮、知母散见前、玉华白丹、白丸子《局方》，皆可用。如是热咳相连十数声者，治法又当如前二十五章卷后面实热一同用药，兹不重引。凡咳嗽，无如鹅管石散最妙方见前，见廿章、七十七章。

塞噫第二十七

塞噫，人多以此病为恶症，大抵有双噫，有单噫。若虚倦尪羸之人，着床不起，脉来呼吸七八九至，忽然塞噫，此气绝，真恶症也。如是暴病而卒然而塞噫者，气逆也。治法当以姜煎平胃散加柿蒂汤下正气散方见二十六章，并进橘皮半夏汤，嚼橘皮核下；不止，四君子汤加半夏《局方》，又投乌沉汤、四磨汤《局方》，然后藜芦、牙皂、细辛为末，吹鼻中，连通三四声，用关三十四丸立效①，仍服丁沉透膈汤最妙。

刺胁有虚实第二十八

凡刺胁，左右胁皆痛，不可转侧，多应不曾解表，表症未罢，致里太早，故上焦肺胀，中脘壅结。两胁下停痰水而痛者，其肺叶胀满促，在膈膜而痛。治法：小柴胡汤加枳壳、枳实、葶苈、桑白皮、瓜蒌、牡蛎同煎服《局方》；又用枳壳、苦梗、桑白皮、甘草同煎服，名枳梗汤；又以五苓散加枳壳，活胎散调吞推气丸见前。如是两软晻②左右刺痛者，脾痞也。治法：五积散去麻黄，加牡蛎、芫花同煎服；又进枳实理中汤丸、五膈宽中散、建中汤加宿砂名建脾散见廿六章、五气汤见前，并进芫花莪术丸。

芫花　半夏　南星　莪术各一两

上剉碎，和合，以苦油竹一截留节，以药置竹内，用好醋一碗入竹内，浸湿，纸梓塞，却入文武火中煨一日夜，不可着猛火。待醋干，取出药，焙干为末，糊丸梧桐子大，空心热水吞五十丸，其病如失去，妙哉。

咽喉作痛有虚实第二十九

凡咽喉痛，热症易识，虚症难辨。假令六脉数，口舌生疮，四肢发热，大小便秘结，真实热症也，金沸草倍加麻黄表之。然后以洗心散服，却以枳实苦梗汤送下大脑麝③、三黄丸及一字散、胜金饼子《局方》；甚者以大承汤利下，无不作效。如咽

---

① 效：原脱，据文义补。
② 晻：目闭。此处不合文义，疑为"胁"之误。
③ 脑麝：龙脑与麝香的并称，亦泛指此类香料。

肿痛，吞食不下，惟升麻汤加露蜂房，微冷含化，二服立安《局方》。若是脉来迟缓，脾胃二经虚寒，霍乱，吐泻交作而咽痛者，切不以前法治之，反至误人性命。所以仲景术附汤、真武汤二药，其间专论有咽喉痛一症，盖言胃气寒极，则胃管缩而不伸。故咽喉治法用术附汤、真武汤、养胃汤《局方》，温脾固胃，以泻住呕止，痛自安矣。

齿痛有虚实第三十

齿痛为人之大苦，有虚实。且如虚浮不肿，齿根内离，疼痛不可忍者，以致出血凝结，口中成片者，此是肾虚也。早晨以盐汤吞大青盐丸见前，或黑锡①丹、肾气地黄丸《局方》；若牙宣者，以妇人胶艾汤，盐酒调下，或就黑锡丹吞下，无有不效；如是牙痛赤肿，匡及脸腮俱肿，身有微热者，此上焦壅热而牙痛，宜升麻散《局方》、加味败毒散发散之后，次投金沸草散、洗心散加赤芍药、露蜂房煎，灌嗽服，仍用升麻散加露蜂房煎灌嗽吞下。又一法以山虾鳅蝍五寸，打损以绵子以开裹缚，就以所痛牙根咬定，其痛即止。如虫牙蛀损而痛者，以姜一块挖一窟，入巴豆一粒，去壳打损，同白矾一小块，和巴豆入姜内，以纸裹，火煨良久，取出去纸，巴矾溶在姜内，只用姜，以竹尖插姜，乘热置在牙痛处，虫即死而痛便止。当有痰自竹尖上流下，却以蛇床子、牙皂、荆芥、白矾浑水灌嗽，大有效验山虾鳅蝍根乌御藤，似威灵仙。

泄泻有虚实第三十一

凡泄泻之病有虚实，有挟热而利，有挟寒而利。尺脉沉微，

---

① 锡：原脱，据下文补。

右手脾脉弦紧，主泄而时有呕吐，治法：藿香正气散内加干姜、人参、黄芪；次投养胃汤，下部以黑锡丹镇坠；如不止，宜秘传降气汤吞来复丹《局方》，为升降阴阳，然后以前所主药治之；复以五苓散分利水谷；又不止，术附汤加厚朴、木香，真武汤内加亦可《局方》。如赤泻，每去不多，去则谷道烧，此挟热以利，治法不拘暑月，以冷浸香薷散最妙；然后以五苓散分利之，并用小柴胡汤加泽泻厚朴汤，吞推气丸《易简方》及九宝饮《易简》，必如此分虚实治之方是。复有一症，如上用药而全不效者，此又是宿食伤于脾胃，宜感应丸，推下三五次，然后依前施治调理之剂。

结胸有虚实第三十二

仲景曰：伤寒本无结胸，用①表症未罢而下之太早，故成结胸。外症气促，胸膈结塞，吐唾艰苦，才嗽则胸膈皆痛，上膈满壅，下部水泄。仲景治法，虽有大小陷胸汤，却难用。宜先投枳实苦梗汤，次用小柴胡汤去黄芩加牡蛎、枳实，然后却以枳实理中丸嚼下，则胸膈豁然。其或有胸膈结聚而又下泄者，此实症热也，宜大柴胡加瓜蒌汤；或是痰结胸中，宜二陈汤加枳实、苦梗《局方》煎，吞辰砂化痰丸，仍进竹叶石膏汤吞半夏丸。以上施治无不作效。

中脘停痰第三十三痰饮附

凡中脘停痰，多因脾寒胃冷，痰与水积，其症吐逆，两胁下漉漉有声。治法：二陈汤加芫花醋炒，煎汤，就《局方》吞芫

---

① 用：因，由。《论衡》云："觉见卧闻，俱用精神。"

花莪术丸见前；又用五苓散加甘遂；仍服参苏饮《局方》、导痰丸《易简》，此痰不但要治痰，并要利水，得其法即于利痰药内加利水药，此用是也。

痰症上壅有虚实第三十四

经曰：涎生于脾，痰起于包络，二者各有所生处，各而作痰，则聚于肺经。今人但言痰涎壅盛，初不论其所生处，大概心经热则脾与包络俱热，故痰涎上壅。治法：轻则小柴胡汤，重则大柴胡汤、清肺汤、推气汤；不愈，急以大承气汤利下五行，仍用全蝎膏，决然取效。

全蝎膏

黄芩　天麻　防风　羌活　赤芍　甘草　细辛　白芷　川芎　僵蚕　蝉蜕　荆芥　薄荷　全虫

以上为末，方入后药：

辰砂　金箔　银箔　硼砂　脑子　焰硝　麝香　轻粉　铅霜　雄黄　铁腻粉

上为末，姜汁糊为丸，如梧桐子大，淡姜汤吞下，使痰归经，自能安痊可。若脾气虚，包络寒，而痰涎上壅者，宜二陈汤吞青州丸子，四君子汤加陈皮、半夏、青皮，姜枣煎服《局方》，仍以参苏饮吞半硫丸《局方》，或玉真丹丸《易简》，又以黑锡丹加南星，专坠痰，无不作效也。如用雄黄、轻粉、铅霜、焰硝等药化痰如水，须是猛烈人实热者可用。若虚痰者，用此药则化，开倒痰粗，气弱血竭之症，为声嘶，为失音，不可不察也。

气痛有虚实第三十五

凡气攻刺，但云气痛，不明虚实，一例用治气药，非也。

盖有虚实，有虚痛，有实痛，如痛在心及两乳下，连两胁，牵引饭匙骨下痛者，此三焦积热，滞中脘而痛，外症有微热口渴，手指头冷，大便秘，小便赤。治法：小柴胡汤加赤芍药，煎吞推气丸，又以香薷散加黄连、大黄、赤芍、乌梅，甘浸，冷服。痛不止，以大柴胡汤加朴硝；又不止，用大承气汤利下，未有不效。如痛在脐左、脐右、脐上、脐下，不攻刺心，六脉沉紧，此是宿食积滞，宜正气散、五积散去麻黄，正气汤、调中汤、五膈宽中散温脾。不止，用丁香煮散，加熟附煎服，然后以感应丸或脾积丸推下一二行，立效。若在气海痛者，虚冷也，宜黑锡丹、八味丸、大青盐、橘皮煎丸，于五十丸加感应五粒，以温盐酒或吞。自脐下吊心曲，左右胁间痛而背曲者，此乃疝气吊肾气，别有治法。

疝气全虚第三十六

疝气之症，自小腹痛连两胁下，心头吊痛，额上汗出，皆因醉饱后房欲不节，触伤小腹，名曰小肠疝气。治法以大青盐丸、胡芦巴丸、金铃丸、四炒固真丹、盐煎散、五积散加玄胡索，加正气汤、马蔺花①丸、三茱萸丸。阴癞胀大者，茱萸内消丸，又用借性丸，服此虽利下三五行，不妨。

以上皆经验，除正气汤、借性丸私方，其余并《局方》。

正气汤

山药　茯苓　白术　人参　粉草　白姜　白芷　宿砂　丁香木香　茴香　檀香　藿香　官桂　甘梗　白蔻　肉蔻各等分

上为细末，空心盐汤送下。

---

① 马蔺花：中药名，功效清热解毒，凉血止血，利尿通淋。

借性丸

金铃子四十九个　巴豆四十九个

上以金铃子内巴豆，去壳、心，九十八片，和合二味同炒，以赤色为度。尽去巴豆，只用金铃末为丸，每于大青盐丸内加十丸同服，以得利下不妨。

卷之四

吊肾气全虚第三十七

吊肾气全是肾虚，每痛外肾必吊入。治法与前疝气略同，但此症宜先和气，以木香匀①气散、吊藤煎汤，炙盐同服调；又用茴香吊藤散，正气汤仍以茴香、川乌、吊藤煎酒，吞大青盐丸，更于疝气选药施治。

大便秘结有虚实第三十八

凡大便秘结有虚实，不可一例用宣药。假如发热诮言，如见鬼神，手足反冷，如此大便久秘者，实热也，宜大小柴胡，重则大承气、小承气，量轻重下之即止，不可太过。若气虚年老，别无他症，只是大便秘者，血竭也，而津液顿下，故令肠胃干涩，宜黑锡丹或半硫丸、来复丹，米饮吞下，取硫黄有温利之性，乃以苏麻粥送之。其法以麻生研，略以水引浓浆，却用白米浑粥熟，旋入用麻浆和粥啜下，若得二三升，打成油，如膏脂，入粥尤妙。或年高腑脏充实者，黄连阿胶丸、麻仁丸，久服即快顺《局方》。亦有妇人产后，血气肠胃涩而大便秘五七日者，于四物汤中加陈皮、青皮、阿胶煎服，立效。以上大便秘，皆当禁巴豆，切宜详审。详见十二章考之。

---

① 匀：此后原衍"和"字，据《太平惠民和剂局方》"匀气散"删。

小便秘难有虚实第三十九

病人以小便秘难不通为至急，凡虚秘者尚延得一二日，若热秘旦发夕死矣。凡身热、小便秘而阴结，以头痛小腹如鼓，此结热也，宜以八正散，解后宜以五苓散，用滑石、蜀葵子、车前子煎汤调下，仍用益元散，有速效之功。若人有色欲不节，耗损肾元，以致小便不通，阴癫痛甚，时有鲜血一点有自水道出者，非热也，乃触伤肾气，囊缩而小便不通，过投凉剂则舌卷不能语而死矣。治法宜大青盐丸、石韦，浑酒吞下，次进仲景八味肾气丸倍加茯苓，每服五十丸，以蕨根、石韦，浑酒下；又不通下者，香橙散。

香橙方私方

香橙皮　白术　人参　茯苓　甘草　麝香　菴蕳　蚕茧
猪苓

上为细末，用灯心、枣子煎汤调下，后却用螳螂散服之。

螳螂散

螳螂十个，洗净，烧存性　麝香多用　土狗①十个，焙干

上以三味为末，乌桕根煎汤调服。

又有大小便不通者，用借性丸见前、八味丸《局方》；如不，阿胶阿魏丸。后有妇人受胎三两个月，紧急忽小便不通，凉药、巴豆皆不宜用，此是胎漏逼胞，胞系了戾②，故小便不通，宜

---

① 土狗：中药名，亦作蝼蛄，功能利水通便，治水肿、石淋、小便不利等。

② 胞系了戾：中医病证名，语出《金匮要略·妇人杂病脉证并治》，指膀胱气化功能失常，导致脐下急痛，小便淋沥不通。胞系，通指泌尿系统；了戾，反转不顺。

茯苓分气紫苏饮《局方》，灯心、枣子煎，吞八味，下六十服而小便利行矣。

足膝痛有虚实第四十

凡是膝痛，皮不肿赤，筋不拘急，遇夜则阴极而发痛者，气虚而血不荣也。治法以万全饮加天仙藤、石南藤、五加皮，一方有地骨皮、没药、羌活，且而救卫助荣；次以加南丸、牛膝木瓜丸、乳香趁痛丸、虎骨散、没药散《局方》，皆可选用。若见两脚肿赤，强急作热而掣痛者，此血热而宗筋拘急也，宜败毒散加大黄、赤芍、天仙藤等药服之；次用七宝散、推气丸、大柴胡汤加赤芍服之；大便秘用大承气汤利之，仍进八正散去桂，五苓散加枳壳，下小便空，其痛自止。病合分虚实，不可一例施治。

胀满有虚实第四十一

胀满多因脾胃不运舒，故土败不能生金，肺满气溢而逆，肺传大肠，大肠气逼，合为胀满，宜先进五隔宽中散，以槟榔煎汤服，次服磨脾丸。

磨脾丸私方

良姜　缩砂　红豆　三棱　莪术　陈皮　青皮　丁香　苍术　香附　麦芽　神曲　丁皮　槟榔　茯苓　白术　乌药　紫金皮①

上为细末，以醋为丸，如梧桐子大，每服三十丸，食后服，

---

① 紫金皮：中药名，为木兰科植物南五味子根皮，功效理气活血、祛风通络。

临睡用淡姜汤送下。

又进沉香三和散、茯苓分气紫苏饮、四磨汤同服《局方》。然后却以感应丸或脾积丸，宣下三五次；又以五苓丸加槟榔、大腹皮利下水气，立见平复。不①有太阳传阳明，已经表散后，病渐渐而退，而大便秘五七日不通，而心腹胀满者，宜大小柴胡汤利之；甚者用大小承气汤，复以推气丸时进，以宽其气，切不可如前下用药治之。

蛊胀第四十二

蛊胀，非如肿胀遍身胀满也，其脉六部洪大，重按之无力不应指，外证色黑，四柱无肉，但有一腹如鼓，青筋罩络，饮食不进，胸膈痞满，时吐黑汁，甚则下泄。如此者，秋冬间发，遇次年雨水、惊蛰进病，死在立夏、小满、芒种。盖秋冬水清，土坚犹未为害，至芒种、小满，水泛土醉，势必倾矣。

以上病虽治，然而予长男祖俊，因饮酒吃肉脯，过度伤饱而成此疾也。已经三月后，四肢如柴，只一腹如鼓，以致近死而言语谵乱，皆以为不救。然亦不容坐视，遂思药一面进，终不济事，莫若从事于灸。旋灸左右及采二穴，脐左、脐右、脐上、脐下，各去之一寸三分，着艾于四穴，各灸七壮，后以磨脾丸常服，得一个见效。又一本，夜合草亦名鳇鳅串，采其根，净洗打烂，以极等酸醋和药，用鸡卵一枚同浸一宿，次早卵壳尽消磨，但存黄白，置饭甑上蒸熟，分作四角，每吃一角，以槟榔、樟柳根煎汤送下。一旦一枚，如此服三月，至次年正月

---

① 不：疑为"又"之误。

全安。平生遇此疾，但救得一子而已，险哉！险哉！左右及采二穴，在胁下取，非左右章门也。灸此二穴，于此病大有功效。但点穴有口工要见，下手未容易轻易。

肿胀有虚实第四十三

病人六脉数，四肢肿满，腹胀发热，小便赤，大便秘，治以温中养脾，非也。皆内三焦蓄热，大小便闭，无发泄，故流出经络，五脏充溢，而成肿胀，宜败毒散加麻黄、防己、枳实、苦梗发散，却以八正散、推气丸兼服；若小便多，又以辰砂、去桂五苓散，以木通、枳壳煎汤调服；更以滑胎枳壳散去桂，五苓散、车前子煎调，吞青木香丸并《局方》，以小便利即消。若六脉紧而欲绝，四肢冷，腹硬，自脐上肿至胸膈咽喉以下，身直如木，喘急涩声，转动不得，屈伸亦难，治此五脏肿胀，流出肌肤，名曰水肿、石肿，待期而死矣。

水气肿有虚实第四十四

患肿之人，脾气不运输，故气滞而水不行。一身之间经络壅塞，枢机不通，犹水在地沟浍不通，溢而满泛四肢皮肤，充膝而肿。若用巴豆药转动六腑，非其道也，治法以通气利小便为上策，亦又宜多用利水道药，且与五苓散吞木香丸行滞气，然后沉香三和散、茯苓分气紫苏饮《局方》以分利水气，却用服来复丹，以苏汤吞下《三因方》，觉宽却进磨脾丸，于中加针砂、砂仁、阿魏，醋糊为丸，每服五十丸，樟柳根、赤小豆浑汤下。余尝在州，有患此疾，遍身头面俱肿，气急，求治。首以三和散进服，再自处一方增损茱萸内消丸。

增损茱萸内消丸

山茱萸　吴茱萸　川楝子　石枣　茯苓　白术　破故纸
黑牵牛　大腹皮　苍术　泽泻　昆布　舶上茴　青木香　海纸
海藻　正茴　椒目　槟榔　南木香　枳壳各等分

上为细末，糊为丸，如梧桐子大，每服五十丸，早晨、午前、入夜煎三和散吞下。服之七日，其病脱然，神效无比。忌甘、咸及禁色欲二个月，无不美哉。

腹内坚癖第四十五

凡人五脏，出血有窍，入血亦有窍。惟脾一脏，出血入血只此一窍，是名胃脘。今人因醉饱后嗜欲不节，损坏脾元，血死于胃脘，脾内血不得以出外，外之新血不得以过，瘀血积在胃脘而不得出，故入脾不运转，腹硬如石，名坚癖。治法以三棱、莪术等药为头，仍以前磨脾丸至成煅掣针砂，入药为丸，服之久而自消。不得速于即效，若变换他药，全无效矣。虽然治法如上，十死一活，受此病者而得生者，鲜矣。

黄疸病第四十六与九十条参看

凡黄疸病症，遍身黄如橘皮色，眼黄如猫儿眼，小便赤黄，而汗污衣如柏汁状。大概有暑疸、湿疸、酒疸、色疸、谷疸者，治法以山茵陈、栀子煎汤，调服五苓散，仍用白虎汤加苍术。若脾肾受湿，下元本虚者，又不可多服五苓散，及伤败肾气。余尝作防己黄芪汤，倍加白术、茯苓用以吞四炒固真丹《局方》，此药以苍术为主，又得补药养固脾肾，全功可矣。必但人服药，须要奈久而始作效，不可以求速效。若药不服，服药不多，亦无可安之理。此病小便去黄色不见，即安。

似劳症第四十七

凡伤寒一日，太阳膀胱受病，二日传阳明胃经受病，三日传少阳胆经受病，自此病起只在三阳，不传过三阳，六脉沉而辟辟然①，指下有力，外症头痛手足冷，中午身寒，后作热，额上有汗，胸满发咳嗽，每日吐痰成碗，日久四肢如柴削。其人大便坚硬，小便赤涩，或至大便溏利，如是挟热而利也。医者不明，见其吐痰发嗽，便作劳症治之，以温养丹砂之剂投之，愈见病重而危。凡遇此病，似劳者而实，虚劳症也。治法仍前，从太阳经医起，但诊得脉沉有力者，兼有头痛，宜小柴胡汤加至大柴胡汤，食后临卧，用推气丸加南星、半夏、牙皂为丸服之，并进生料洗心散；有烦渴者，竹叶石膏汤、辰砂五苓散《局方》。此病多至嗽甚痰涎有血者，就前药内加地桃根、竹青、柏叶，石膏汤下之，无有不效。以复有清心莲子饮、加味推气丸调理之剂。

---

① 辟辟然：如手指弹石之声。《素问·平人气象论》云："死肾脉来，发如夺索，辟辟如弹石，曰肾死。"王冰注："辟辟如弹石，言促又坚也。"

卷之五

真劳症第四十八

人皆谓劳病以色欲过度而致，岂专事于此耶？盖愁忧思虑则伤心，伤心则血逆竭血。逆竭则男子为亡精，女子为经水失度，每日晡变生往来寒热，不进饮食，渐见瘦削。经曰：思虑过则伤脾，脾困则土不能生金，而肺受病，受病则传痰喘嗽。金不生水，而肾受病，则传音痿，语言声嘶，为失音之症。如是者，鲜有得安。古书以为三尸九蛀①，二竖②临身，惟早灸膏肓腠理，倘或涎引时岁。然中无好者，予当奏效数人，皆先灸火之功也。其用药先以灵砂升降阴阳，次以清心③莲子饮；有热者，人参散、人参荆芥散《局方》；若痰涎有血者，用鸡丸、鸡苏散加地榆、地黄服之；若微潮热，宜用地桃散私方，加干葛、生地黄、麦门冬、北柴胡、人参、知母，上剉，各二钱，入地桃根皮煎服，潮即退。

复有五劳者，谓肝、心、脾、肺、肾五脏各属，大概其症皆子午潮，手心热，唇红脸赤，发嗽白痰，自汗，日久四肢去肉，大肠溏泄，或遗精白浊，诸症迭作。凡④遇此，下部宜用

---

① 蛀：疑为"虫"之误。"三尸九虫"为道教对人体内部寄生虫的称谓。
② 二竖：指病魔，语出《左传·成公十年》："公梦疾为二竖子，曰：'彼良医也，惧伤我，焉逃之？'"
③ 心：原脱，据《太平惠民和剂局方》"清莲子饮"补。
④ 凡：此前原衍"丸"字，据文义删。

交泰丹见前，于中研入灵末糊丸，枣汤吞下，先为镇安气海；次用大秦艽丸见前。潮热不退用人参荆芥散，手心热用清心莲子饮、桃皮散，并进增损消遥散《局方》，于内加胡黄连、秦艽、黄芩、麦门冬、地骨皮、车前子、木通，每服浸湿灯心同煎，温服及效。如溏利不止，进地仙丹《局方》，于内加厚朴、木香，去黄连、麦门冬、胡黄连、苦参，上剉，水煎服，仍食后临卧。

进大料磨脾丸见前。若痰涎不止，用皂角一条，去乌壳，以姜汁涂，炙全焦，用半夏、南星、白矾枯过，以上四味①为丸，如梧桐子大，每服三十丸，食后用热水吞下。但受此病，十死一生，六脉迟缓者可救，紧数者难痊。

桃皮散私方

北柴胡 地骨皮 苦梗 干葛 甘草

上汤使如前。

治此病见痰涎，每旦吐一二碗者，切不可以此汤剂中用半夏，抽过津液枯竭，愈见痰多困弱；惟于皮药内加半夏、南星，发痰归经；无效，取丸子，达脾与包络故也。涎生于脾，痰起于包络，痰之源也。

脾药方

陈皮 青皮 南星 半夏 香附 紫金皮 皂角

上各等分，为细末，姜汁糊为丸，如梧桐子大，食后临卧，淡姜汤吞下三十丸。然遇此病不可无治法，实难不可下手，仍不可用峻剂补之决生也，症以速其死。只宜依上，治用温平之剂，乃可服之。

---

① 四味：原作"味回"，据文义乙正。

吐血有虚实不可一例用药第四十九

凡吐血有虚实：血虚妄行，停留中脘而吐者，其血黑而成片；实热而吐者，其血鲜红。医者当审，实热，小柴胡汤加当归汤、七宝洗心散，以竹青、白茅根煎服；又用三黄散，以乌梅煎服，仍以辰砂五苓散利水道《本事方》，以卷荷叶研自然汁服，冬月用藕研自然汁服。又一方以天门冬、生的麦门冬，用兰花根、白茅根各一伯①，又重以童子小便浸一宿，次早同研兰花根，取汁服；又以卷柏焙干，同鹅管石为末，以汤调，旋入生地黄汁服《局方》；又用鸡苏散《局方》、归痰汤见前，鸡苏丸亦可。予尝见一人治吐血，以药浑酒服立止，后其家只留得原药滓在耳。一人吐血，以此药渣曝日晒干为末，酒调服，又得安好。其人乃妙人，予因事至彼处，遂以资与之，传得此方。凡实热吐血，用遍前药，更以此方与服之，无不作效。今不自秘，与共之。名曰：

金毛狗散

金毛狗　地桃根　赤芍　甘草　川芎　地泡根　当归　马兰丹根

上各取半两打损，以乌梅、甘草浑服，极效。

若血止，以《是斋》白术散《易简》为调理之药；如血虚妄行，吐血成黑片者，与四物汤中加地桃根、地榆，到三钱，半酒半水浑服；又不止，以妇人胶艾汤、蒲黄散私方酒调服，以白鸡冠花煎酒调服，尤妙。

---

① 伯：疑为"把"之误。

卷之五

三三

咯血有虚实不可以一例用药第五十

咯血非吐血此也。吐者，满口吐出也；咯者，乃嗽中咯出三五点，随白涎而出者。若实热而咯血者，其症连声发嗽，嗽则血随白痰而出，此乃心经蓄热熏蒸在肺而成。治法以小柴胡汤内加竹青、白茅根、柏叶同煎；又不退，以大柴胡汤利之，并进生料洗心散《局方》；嗽不止，用人参清肺汤、生料鸡苏散，无不作效见前。若无嗽只是白痰中咯出血素①者，其倦症也，亦用鸡苏散、双和散，加生地黄根、地桃根、地榆、乌梅煎服，仍用金毛狗散。若曰久吐血不止，而四肢去肉如柴者，真倦者，不治矣。

鸡苏散

黄芪　阿胶　贝母　桔梗　门冬　生地黄　甘草　白茅根鸡苏②叶

上为③一服，水二盅，生姜三片，煎至一盅，不拘时服。

呕血有虚实第五十一

清肺汤

阿胶　杏仁　甘草　知母　人参　地骨皮　乌梅　粟壳桑白皮

呕血，中脘停蓄而呕，血不过脾，从中脘吐血出，至三五

---

① 素：疑为"丝"之误。
② 鸡苏：中药名，即龙脑薄荷。
③ 为：原书此后字迹漫漶，据《奇效良方·诸血门·诸血通治方》"鸡苏散"补。

碗，血鲜而面赤，二腑秘涩，此乃三焦积热，惟三黄汤主之，以生藕叶研汁调服《局方》；又用洗心散、生料鸡苏散及鸡苏丸主之《局方》。有嗽，用人参清肺汤《局方》；如不退，加大柴胡汤下之，得黑粪出乃血下流，乃依上法调治。若见吐血成片□而色黑者，急于理中汤内加川当归服《局方》，盖理中以开胃中迫塞；又于四物汤内加白鸡冠花、地榆、藕节服，仍用鸡苏丸兼服，并以双和散等温养，可以向安。如呕出血如黑汁，如烟煤水者，血死五脏□，其人色青或黄，手足冷，指甲黑者，不可治之症也。

鼻血有虚实第五十二 齿血附，与七十五章参考

鼻血出，一例用凉药，非也。凡人一身血犹水也，如水在地中，昼夜长流，行不可壅，滞则必心血妄行，为衄血、呕血、吐血，势所必然。凡衄血发潮热，面色赤，口燥，二腑秘燥，宜凉剂，如洗心散、三黄汤，下五七服而止。若出三五碗，或鲜或黑血，甚者至成盆而出不止者，此乃血虚妄行。如妇人经水行有虚者，而行之无底止者，急用川芎、黄芪、当归、白鸡冠花煎酒，调黑神散、胶艾服之《局方》。又用双和汤加地榆、桃根、生干地黄、白鸡冠花，浑酒服，如此施治，无不作效。若专用凉药，害人性命矣。

昔年冯知府，鼻衄七日，诸医皆进凉剂，无效。召予治之，依上用温养血药得安。可复有齿中出血不止，有时睡醒满口血成条，齿浮豁动，出血不止者，肾虚也。宜用大青盐丸，安二药和合研烂，以陈艾、败荷叶、败棕毛烧入内，炼蜜为丸，如梧桐子大，空心以青盐汤吞下三十丸，仍服锡丹，又依前酒药下之，并枯矾、白盐炒合，作牙药搽之。慎勿用

凉药治之。

小便血有虚实第五十三

人从暑中行来，或食煎煿热物，致小便涩痛而血者，真热也。治法以竹青、白茅根，煎黄连香薷散，浸冷服，仍用辰砂五苓散内去桂，洗心散、活石散①、清心莲子饮、萹蓄散、鸡苏散《局方》。若见小便不通，血出自阴窍中成条者，此精败也，其人虽行坐如故，而脉必涩。此难治之症，宜以四物汤中倍加茯苓、白术，荷灰、艾灰同煎服；若少轻，即用芎归汤加黄芪、地榆、白鸡冠花、茯苓、木通清之，仍服大青盐丸。如此治之而不效者，不起之疾也。大概妇人经水红而返白者为败，男子精白而返红者为败。复有小便尿血出者，以石灰炒黄连，去灰，以黄连末面糊为丸，如梧桐子大，以白茅根、竹青煎五苓散吞下，大效。曾有人醉中房事，忽报其亲死②，仓卒被惊，又过哭泣，忽然回来，小便尿出血。召予先君③治之，以生料五苓散、加料洗心散各半钱，作七服而效也。

大便血有虚实第五十四

病有六脉洪而实，大便秘结而出血者，此真五脏积热，故令大肠紧涩，宜大小柴胡，半表半里治之，仍用小三黄丸，甚者大小承气、枳壳煎黄连丸治之类《局方》。此乃热极，肛

---

① 活石散：即滑石散，活石为中药滑石的别称。
② 醉中房事忽报其亲死：原作"醉中忽报其房事亲死"，据原书朱批及文义乙正。
③ 先君：已故的父亲。

门进而血出，依上用药，无不作效。若便如常，每登厕如此者，乃血妄行，治法先投顺气散，先顺其气，然后以所主药治之。

顺气散

紫苏　陈皮　青皮　槟榔　人参　当归　川芎　枳壳　苦梗　黄芪　木香　大腹皮　天台乌　香附子

上剉二钱，乌梅煎服。

其血少，次以四物汤倍香附子同煎服，又以鸡苏丸温水嚼下《局方》；少止，却用双和汤加地榆、地桃皮、乌梅、汉防己煎为调理之剂。不可专执凉药，反生他症，以丧其性。或依上治不效者，必是五种痔，合以专料治之。

治中蛊毒第五十五

闽人聚诸毒虫作一器而畜之，待其自相食尽后，独存一虫者为蛊①，众虫之最灵。取屎致饮食中，杀人以死者，能令其家而致富；或中之者，心腹疼痛，下血如烂肉，治法当用：

丹砂丸

辰砂　雄黄　麝香

上三味另研末，入赤足蜈蚣制、续随子，二味为末。

上合一处，用糯米饮为丸，如弹子大，温酒送下二十丸，立效。蛇蝎所伤，醋磨涂之。此症惟闽、广中有之，江东及江西他处人皆无。

---

① 蛊：原作"血"，据文义改。

解中信①毒第五十六

凡人遇急事，智穷术尽，或为人所陷，始自复信，大概饭食中毒当尚可救，惟酒中服难救。俗法以人粪取尿汁亦验。予得此方，凡遇此症，先以胆矾磨灌汤下吐出，然后却用药：

青黄散

青黛　黄丹　水粉　焰硝石　绿豆粉

上研为末，以小蓝水②调下。腹痛多加黄丹、豆粉，井花水③调服。余累用，活人有效。

又一法，当新苗竹成竿时，渐未有叶者，斫④一竿截筒，留两头节，并去竹皮，置于厕中，经久不取。如遇中信毒者，旋取出一个洗净，取出筒内汁，红如菊酒，亦不臭，服之良妙。

又一法，用巴壳一升，为粗末，和青黛五十文重，苗竹筒一枝，留两头节，就一头节上攒四窍，旋挑入绿豆、青黛置于筒内，以尽为度，却用竹钉子钉塞其窍子，亦去竹皮，端午日入厕中浸，次年端午日取出，洗净悬在屋脊上，风吹日晒，经久必内自干，要夏久晴一月余，劈破取出，干，研末，复以小蓝自然汁调为丸，如弹子大。每遇中信者，急以井花水磨一丸灌之，立解；仍以乌柏根皮研，水二合，以井花水解饮，良久泻下毒药即愈。活人性命在须臾也，不可具述。

---

① 信：即信石，砒石的别称，以产于信州（今江西上饶一带）而得名，亦借称砒霜。

② 蓝水：即蓝汁，生蓝青叶捣取的自然汁，功能解诸毒。

③ 井花水：早晨第一次汲取的井水。

④ 斫（zhuó 卓）：用刀斧砍。

急喉风第五十七

此病三焦积热，五脏壅塞上冲，咽喉间红肿，痰涎交攻，胸满迫塞，咽中痰盛，则肿结不能吐唾者，害人性命最急，治法先用胆矾散吐之。

鸭嘴胆矾　白矾　巴豆各生用

上研极细匀，以温水调灌下，才入咽良久，在上即吐，在下即利。须臾顿苏，却用冷水漱口再进：

透水散

硼砂　脑子　青黛　消石　朴硝　铅霜　轻粉　绿豆粉

上为细末，每服二钱，用单煮大黄汤，待冷调服，大利。又一法，仓卒间以艾叶研汁，用醋些子①含化，咽下良久亦吐；若冬月，以取艾根如上，用如前研制亦效。吐涎后用药如上，又续入奇方，名曰玉锁匙。

玉锁匙

硼砂　脑子　郁金　雄黄　牙硝　粉草

上研为末，以蜜水调服灌下，随病重加减用之。

气淋有虚实第五十八

凡淋病痛甚者，不可一例用凉药。假令小便不行，以五苓散、八正散等药不应手者，非热闭也，盖其人平居定性偏迫，触事忧怒。经曰：忧愁思虑则伤心，伤心则气郁结，故小肠为心腑，心气结则小肠闭结，涩而尿不行。治法宜用白茯苓煎汤，

---

① 些子：少许，一点儿。

调辰砂妙香散；次用八味丸和茱萸内消丸《局方》，每服三十丸，加本散水煎丸①、一粒丹，以鼠棘根煎汤吞，苏汤亦可。又以《局方》四物汤倍加白茯苓煎汤吞，又调苏合香丸吞，又用白术、白茯苓煎汤吞；如不通，用蕨根石韦煎汤吞，取二腑俱通为度。此病皆因心气郁结而致。若通利不甚大快，却用舶茴、正茴加入五苓散，入盐少许同煎，吞青木香丸，其效如神并《局方》。

石淋有虚实第五十九

此疾多因食咸物过多，盐结砂于囊，砂结为石淋，甚至砂出，窍蹩塞，痛不可忍。昔年武昌高知县曾患此病屡至，辛丑年官守宁都，始召予治得安。大概破此石，无如②石燕之妙，治法用石燕丸。

石燕一个，用火煅，醋淬七遍　石韦

上为细末，丸如梧桐子大，以蕨根、葵子、石韦浑酒吞下。服后石破，随尿而出，然后只服此药，绝根矣。

---

① 水煎丸：又作"水丸"，用冷开水、药汁或其他液体作为黏合剂制成的小球状丸剂。

② 无如：原作"如无"，据文义乙正。

卷之六

三消渴有虚实第六十

渴疾有因五脏积热而致者，又非三消渴，此法只凉解心经可愈，如洗心①散、三黄丸、黄连丸皆可致效。若伏暑而渴，黄连香薷散加瓜蒌根煎，浸冷服毕，进辰砂五苓散去桂②，又用小柴胡汤加瓜蒌根煎服，又竹叶石膏汤去半夏煎服。若热甚，须用大承气汤荡涤之，热始除，渴而止。若三消渴者有三，一曰消渴，二曰消中，三曰消肾，分上中下三焦而言之。夫三焦内火虚痰，故津液枯竭，非假水不能润泽，故病者多欲饮水。若热气上熏，心虚受之，火气散漫而不收敛，胸中烦躁，舌赤如血，唇红似丹，频饮水而小便频，并热攻上焦，心虚受之，名曰消③渴，痰在标中。若热蓄于中，脾虚受之，伏阳内蒸，消谷贪食，虽多不长肌肉，喜饮水，小便频数，浊如米泔，甜如蜂蜜，名曰消中，又名脾消，历中焦水谷之海。若热伏于下焦，肾虚受之，致精髓枯竭，多饮水而不消，其饮水一斗便去，反倍其便，亦且时时阳事举而精自流，腿膝瘦细，渐不能步，名曰消肾，又名急消，历下焦病在本原。夫以虚热日盛而饮水无度，必伤五脏，故水气满溢，流出经络，泆④溢而散于皮肤，

---

① 心：原脱，据《太平惠民和剂局方》"洗心散"补。

② 辰砂五苓散去桂：原为"辰砂去桂五苓散"，据《太平惠民和剂局方》"辰砂五苓散"乙转。

③ 消：原作"焦"，据上文改。

④ 泆（jì 寄）：水分流。

腑肿，故内火热，或发为疽疮疡。

夏月暑毒入心，心邪移热于肺，肺叶干枯，津液干燥，好饮水，名曰膈消，宜冷浸人参汤吞玉壶丸《局方》；寒暑之交，气壅不调①，鼻塞声重，咽干烦躁，二腑闭结，法当治心热，一使心热去，而热不蒸熏于肺，肺经清而浊自止，宜投洗心散《局方》。复有饮酒不节，食焰煎炼，内热蕴积于胃，故烦渴，宜进龙脑饮子止渴导热方在见后。亦有色欲过度，耗损肾元，水火不既济，心火上炎，上则蒸熏于肺，肺金受克，故渴而喜饮冷。虽先固其本，宜空心进仲景肾气八味丸、交泰丹、大菟丝子丸互用，然后却进清上膈之剂。

肾气八味丸

白茯苓　牡丹皮　山药　官桂　泽泻　熟地黄　山茱萸　绵附

上等分为末，炼蜜为丸，如梧桐子大，空心用。鸡蛋一枚，破顶口搅匀，就壳置在火灰中，浑②不得熟，待糖心半生，先以药吞下，次吸鸡子入口，就以盐酒送下，食后进黄连膏。

先用黄连五两，以温酒发胀，石钵内捣烂，炼净水一升煮，生绢滤去滓，以水入丸，笼内慢火熬成膏；次用生麦门冬一升去心、生地黄一百文重、生瓜蒌根一百文重、生兰花根一百文重，四味品下石钵内，捣烂取自然汁一二碗，却以前黄连膏五两重、对生蜜五两重、乌梅四十个、五味子一两重，同熬膏三十文重，四品和合，却用前四品自然汁，每用一大盏，同膏子和合，或用匙挑入口，或以冷水解开啜下七服，渴止，然后进地黄饮子，主治消渴面赤烦躁者。

---

① 不调：原书字迹漫漶，据《普济方·消渴门》补。
② 浑：完全。

地黄饮子

人参　枳壳　黄芪　泽泻　石斛　粉草　天门冬　麦门冬　生地黄　熟地黄　枇杷叶

上剉二钱，水一盏煎，食后临卧服下。如又不止，再进天①花粉丸。

天花粉丸

知母　牡蛎　芦荟　苦参　麝香　辰砂研　铁腻粉　金银箔　黄连童便浸　扁豆炒，去壳

上等分为末，研入诸药一处。以生瓜蒌根取自然汁，和生蜜为丸，如梧桐子大，每服三十丸，麦门冬汤吞下。不止，如前剂；余证不尽止，再进大救生丸。服此清小便、止消渴，服之三日后见水如仇。

大救生丸

厚牡蛎煅　苦参少许　瓜蒌　知母　密陀僧以上并生用，为末　水银　白蜡　黄丹以上三味，同入九笼内，容入研也

上和合作一处，男子用母猪肚，女人用雄猪肚，置药末于猪肚内，以线缝之，用缚一口，以小绳缚猪肚于砖上，却以生瓜蒌根切片，着水二升，同砖下釜中烂煮，自子至午时，取出猪肚，细切研烂，和药丸如梧桐子大，每服三十丸，空心米饮吞。或用水银与黑锡交遘②，用不使渴而不止者耳。

瓜连丸

大冬瓜一个，去瓤　黄连半斤，去须，为末

---

① 天：原脱，据下文补。
② 遘（gòu够）：相遇，碰上。

　　上以黄连末入冬瓜内，宿十日，觉瓜烂取出，去龛皮①，研二味为泥，涂新瓦上，候少干，刮下，以飞罗寒食②面生用，同捣为丸，如梧桐子大，每服三十丸，食后临卧，以麦门冬汤吞下，立效。又不止，更进熟料瓜连丸，治消渴。

瓜连丸

宣黄连半斤，去须　　生瓜蒌根干用

　　上为末，用生门冬一升，去心，研取自然汁，丸如梧桐子大，每服三十丸，食后临卧，温汤吞服。若见小便滑数，次早便面如油，下水如五色鲜花者，亦用上方为末，以生地黄自然汁，和飞罗寒食面为丸，如梧桐子大，后用牛乳汁吞，日进二服。有暑渴不止，进加味缩脾饮③，验。此药惟稳，凡渴，此方可进也。

　　缩脾饮《局方》酒送下，食后下药，依前上三补并用，空心下药，服后却用鸡蛋一枚，顶中上开小窍，倾出黄白，于碗中存壳，用密陀僧生研为粉一钱，入黄白，内青盐半钱，搅匀，再入壳中，置灰火中，浑勿令大熟，觉如糖心即取，一吸入口，以青盐酒送下咽。前药丸生津液，润身养心，最妙。又一法治消渴，名神功饮，才到人家遇渴疾者，便终此药之，令病者膨胀不思水，甚妙。

神功饮

生地黄三两　　天门冬一升，去心　　麦门冬各生的，一升，去心

大螟子七枚　　兰花根五两，去心　　生瓜蒌根五两，冲

---

① 龛（kān 刊）皮：瓜烂后有烂洞的表皮。龛，小窟。
② 食：原脱，据下文补。
③ 饮：此后原衍"食"字，据下文删。

上六品同入钵内捣烂，以水少引取汁，入蜜一合，令饮三半碗至六半碗，渴止膈满，却进一味缩脾饮；次进五苓散三五服，导去水，渴止。如止，用药补下元，清上焦，此药甚效，诸家所无。以上治渴诸方俱备，议论证源一又全载，大概渴疾乃三焦五脏虚热，非真热也，饮水过多，小便频数，并毛发枯，髓竭精漏，心肺干裂，津液顿亡。盖因饮酒过多，食咹焰煎炙及海味、姜椒热物，加以醉饱，房事过度不节，致心火炎上，肾水下竭而枯。患此，依上施治，无不取效的。以清上实下为法治，忌一切热毒等物，仍要节嗜欲，病愈若得安，大宜加禁也。复有消肾渴一症，为房欲不节耗损。

缩砂　草果　粉草　乌梅　黄芪　人参

一方用扁豆干去人参、黄芪。

上咬咀，每服五钱，煎冷服，仍以黄连香薷散加乌梅、瓜蒌根，煎，入蜜一合，冷服甚捷。有大热者，并进瓜蒌洗心散《局方》，又用龙脑饮子。

龙脑饮子又一方，有人参，无甘草

甘草　石膏　缩砂　藿香　鸡苏　山栀子　瓜蒌根

上为末一钱，大蜜水调下，又用矮紫竹叶煎汤，待冷调下。

以上诸方治渴者具足，但菟丝子丸《局方》。惟方交泰丹主阴阳不交，火炎水荡，上盛下虚，男子消渴，宜升肾水、救心火，此良药验，前效方可用于此。

交泰丹

柏子仁　川楝子　黑沉香　破故纸　人参　菟丝子　巴戟远志各一两　木香　小茴　肉苁蓉　嫩鹿茸　枸杞子　角茴各二两　茯神　牛膝　五味子各五钱　胡芦巴三两　石斛童便浸，一二两

青盐三钱

上为末，以酒糊为丸，如梧桐子大，每服三十丸，空心盐汤吞。或肾元肾水不升，华池枯竭，故口舌焦枯，饮水无度。所谓华池者，即舌下两旁出津液之所。盖有两丝以系心，心有丝以系舌，所以肾水升心，由心升华池，由华池升上舌，复吞咽下，以养五脏，救水升火降而人身安和。令肾水不能制心火，心火上炎，华池无津液，是以竭也，此治法又不可与前清上实下例者论。法用绵附一只，去皮，破八片，以青盐五文重，水二碗，煮附子令透，以水干为度，却取附子细切片，就于所煮锅内，再用青盐五文重为末，用附子炒赤为度，却下水四碗，生姜五文重切片，同煮至二碗，入童便二盏，如无，只用病人小便二盏旋入，名曰还元汤①。然后去滓，取汁二碗，就汤旋中，退冷如水，任意服之。至下五只，而其渴自然止。此法取姜、附温补脾肾，青盐有润温下之功，能生肾水，以敛心火。更时以青盐入口含化，以引滋华池之水，却用下部药：《局方》大菟丝子丸、八味丸、交泰丹三药，加青盐一钱，为末和丸，每服七十五丸，用山谷老人②菟丝子酒吞下方见《三因》，仍用前鸡蛋密陀僧法咽下。

菟丝子酒法

以菟丝子三两，淘净，酒浸一宿，就饭上蒸熟，下石钵研烂如泥，以好酒十碗洗出，入瓦罐中，浑熟酝之时，取酒吞食，后仍以宽中汤清上焦。

---

① 汤：原作"旋"，据医理改。还元汤即入尿。
② 山谷老人：即北宋文人黄庭坚（1045—1105），字鲁直，号山谷老人。因胃纳不馨服用菟丝子粉而获效。

宽中汤

苦梗　枳壳　半夏　南星　粉草　五味子　石斛　人参
天门冬　麦门冬

上剉五钱，水一盏半，生姜五片，枇杷叶去毛同煎，食后临卧服之，立效。

鸡苏散此二方系前五十三章《局方》

苏叶　黄芪　阿胶　贝母　桔梗　蒲黄　甘草　生地　白茅根　麦门冬

鸡苏丸

北柴胡　木通各二两。浸二宿，听用　生地黄六两，另为末　黄芪一两　麦门冬四两　人参　蒲黄炒过　阿胶各二两　鸡苏叶一斤

上用蜂蜜二斤熬，入地黄末搅匀，入北胡，木通汁同入，搅匀熬成膏，入药末为丸。

腰痛有虚实第六十一

凡腰①痛者，有因伤寒发表不透，依然潮热，四肢疼痛连腰痛者，又当微与汗之，不可太过，但令遍身不润足矣。宜下解表散，后进败毒散，仍以洗心散并见前，决可问安。腹②有经络，积热而痛者，六脉必弦数，亦与加味败毒散；更不退，仍以洗心散加羌活良。心经曰：有痛皆为实，无痛即是虚。后有气腰痛者，由房欲不节，耗损肾元而腰痛者，先进秘传降气汤加破故纸、薤白，连进七服，次下大青盐

---

① 凡腰：原书字迹漫漶不清，据文义补。
② 腹：疑为"腰"之误。

丸、胡芦巴子丸、茴香青娥丸并见《局方》。又用山茱萸七十粒，加感应丸七十粒，同下，得利即安。此症六脉迟而涩者，不可发汗；如已安，只以秘传降气汤吞下青盐丸或青娥丸调治。然降气汤虽味味妙，哎咀后更又着饭上蒸过，煎服甚佳。

夜梦遗精有虚实第六十二①

凡二八童男，阳气暴盛，故情动于中，志有所慕而不得，是以遂成夜梦而遗精也。其心脉数而肾脉涩，慎不可补，清心乃安。但合以清心莲子饮，待临卧而服之，定志丸主之并见《局方》。亦有心肾气虚，不宜便补，先为护养心气，安镇丹丸空心下，养心汤吞交泰丹见前，为固心肾二气，然后以所主之药治之，宜养心。

酸枣仁汤

人参二钱　白术　甘草　当归各四钱　川芎　黄芪　知母
酸枣仁　柏子仁各四钱

上哎咀，二钱，灯心、麦门冬、枣子煎下，次进加味妙香散。其法只依《局方》药味各成，妙香散末二两重，加木馒头②末一两重，更加辰砂、麝香研均和合，临卧割雄鸡血调酒下，枣汤亦可。然后于《局方》菟丝子内加木馒头、莲花须、藕节，酒糊为丸，如梧桐子大，空心吞三十丸，盐汤或酒任下。此病切不峻补。合热淫于内，治以咸寒，方合。

---

① 六十二：原作"六十六"，据原书目录改。
② 木馒头：中药名，又名薜荔、木莲、鬼馒头、牛奶子等，功效补肾固精、清热利湿、活血通经、催乳、消肿。

妙香散

辰砂三钱　麝香一钱　人参　木香　桔梗　甘草各五钱　茯
神　茯苓　黄芪　远志　山药各一两

上十一味，共为细末。

滑泄第六十三

滑泄一症，或小遗随尿而行，或坐想随时而出，亦有童所
血气充盛，志不所遂而流溢者也，其人虽有此病而颜色悦；若
不见其为病，至成纳后，意得志遂，自然安好，初不必药也。
但有一症，遇行房后，清精冷流，至一时不止，此由关元不固，
行房后兰房①外积水，分合之所，故②令冷精自流。治法：金锁
镇元丹、镇精丹并见《局方》。惟本教③大青盐丸更妙见前，慎勿
服金石之剂，仍用前加味妙香散调酒吞青盐丸。复有一症，精
不时而出，是以摇动而精即流，其人脚酸，面色萎黄或小腹吊
痛，此名漏精，与妇人赤白带下一同，宜用四炒固真丹煎丁④
香煮散，趁热吞下，仍进黑锡丹、胡芦巴丸、附子理中丸，灸
气海、膏肓，须是自将息，戒色欲，十中可保其一。然有此疾，
终无全⑤体也。

丁香煮散

丁香　石莲肉各十四枚　北枣七枚　黄黍米半合

---

① 兰房：原指旧时妇女所居之室，此处应是房中术语，指男子精室。
② 故：此前原衍"不"字，据文义删。
③ 本教：原书中多有"本教桃皮散""本教蒲黄散""本教正气汤"
等，均标明私方，疑为"本门"之意。
④ 丁：原脱，据下文补。
⑤ 全：原作"去"，据文义改。

用药煎去渣，黍米煮粥食。

浊症有三第六十四

病症于尿下桶内见之，初放尿下尿桶之时，如水之清，移时则变色如米泔，澄在桶底，如腐如石灰脚。此病盖由酒过度，耗损肾元，又用志慕事，多方计较，致伤损心气。经曰：小肠为心之腑，今心气散则火不能生土，土不固则脾受病，则土败不能堤防其水，而病传于肾脏，而致此症。譬如一泓之水，本自清洁，一有尘土混其间，则所流混浊矣。其脉关前滑涩，关后洪大，重按不应指，治法须当理心气，温补下元。然大要用药，当先理脾，然后下清利之剂。予采摭诸书，传此诸药，救偏用之，无不取效矣。夫浊证有三：白者为肾浊，赤者为心浊，黄者为脾浊，治各有法，用药亦殊，非可一例施治。白浊用本教大青盐丸方见前，空心盐酒吞食，后下十四友丸、妙香散，枣汤调下吞《局方》；又用本教大料脾药，前十全大补汤吞，其千金汤中宜倍加茯苓、白术，如此三五日后，却为清利，早晨换用《局方》肾气八味丸，于中宜倍加白茯苓，盐酒吞食，后进清心莲子饮，空心用，灯心、木通煎汤吞。

养半丸私方

半夏一两　南星一两，生用

上合生用为末，姜汁糊为丸，梧桐子大，却用猪苓半两，为末以丸，焙干，合作一裹包养之。每服时取五十丸，吹去猪苓末，以盐酒汤空心吞下，后再却以沉苓丹末调粥吃，咽下立见便清私方。入白粥浑溶啜下，咽丸子立见便清。沉苓丹《局方》、威喜丸修合不同，坚白茯苓去皮五两重，切成指大块子；坚木猪苓去皮五两重，切成指大块。

上二味末，和①合，以瓦器用水二升同煮，以猪苓造成沉下为度，却去猪苓，用茯苓焙干为末，以黄蜡二两火上熔，下茯苓末急搅，乘小热为丸，如弹子大，每用如前，和粥吃，咽下养半丸。此方治浊，无不验效。养半丸或修合未便，只以城市中问买青州白丸子，以五苓散末养一宿，用之亦效，终不若沉苓之妙也。

赤浊第六十五

凡赤浊者，有尿下桶内似血赤，下面亦如石灰脚，甚则有血杂见。凡此症，上焦蓄热，或因事惊悸，故小便赤浊，亦由下元虚惫，心惫水火不济，法合升肾之真水，以济心之心火，则德愈之。大概用药不同，然与白浊不相上下，补下元亦用本教大青盐丸方见前、肾气八味丸；清上焦，食后用清心莲子饮《局方》。又一法，治上焦热用生料五苓散三钱、洗心散二钱，和合煎服亦效，此乃予先翁用之济数人矣。后予依此方用治赤浊最验，其余清利小便如前白浊症一用，兹不系引。

黄浊第六十六

黄浊者，尿下桶如山栀子汁倾下，桶底如石灰脚，或有血点凝结在内，皆因醉饱后色欲不节，伤脾损肾，脾来乘肾，土克水也，致小便黄浊。其脉脾脉洪数，肾部微涩，合补养下元，宜四炒固真丹，或曰真丹。盖此以苍术为主，脾恶湿，肾恶燥，苍术燥肾是岂所宜予曰。苍术有起脾之功，以盐制之则润下，作咸与肾相济，兼以破故纸、茴香、川楝子，诸药并用，盐炒则

---

① 末和：原作"和末"，据文义乙正。

下润肾、上正脾，一举两得，况苍术有利便清水之功，毋执燥肾之说而不用也。必空心服固真丹，食后服本教大料脾药，于中多加赤茯苓、猪苓，服之一旬却以清利投之，并如前，无不应。予卜部亦不妨以八味丸兼服。

妇人脚疮①有虚实第六十七

凡妇人两脚欻②赤，作烧肿痛，此乃血热，三焦壅滞，血坠归下部，结为疮疾，早轻晚痛。治法只宜用加味败毒散，服三日后进铁箍散并见前，仍以大承气汤利三五次，却与前二药互换服，并取经久水浸松木皮、黄柏皮，日干为末，却用国丹③、轻粉、雄黄、沥青、枯矾、硼砂、焰硝，细研为粉。若有汁，干搽；无汁，用桐油调涂之，立效。后以荆芥、茵陈、蔓荆子、生黄荆叶煮水，待冷洗之，一日二次，洗二次换药，七日可安。若妇人经水不调，新血与旧血相搏，游出皮肤，脚上生疮、发陷，大如牛眼，四旁赤晕，或出鲜血，或出脓水者，皆不可如常用药，宜服本教大通真丸、温经汤、胶艾汤，并以温酒调下，仍空心服。本教大青盐丸、补经丸方并见，并用酒调内补十宣散，吞四生丸并《局方》，以上并空心服，食后宜消风散血。

消风丸

白芷　羌活　独活　细辛　蝉蜕　僵蚕　防风　天麻　荆芥　川芎　当归　石膏　薄荷

上各等分为末，炼蜜为丸，弹子大，食后茶嚼下二丸，良

---

① 疮：原作"苍"，据下文及目录改，下同。
② 欻（xū虚）：忽然，迅速。
③ 国丹：中药名，即黄丹，别名铅丹、陶丹、铅黄、黄丹、红丹、丹粉等，外用可拔毒生肌，杀虫止痒；内服可坠痰镇惊，攻毒截疟。

久更以酒一盏送下。如此施治，无不作效。

男子脚疮有虚实第六十八

凡男子脚疮实症者，六脉浮洪数而小紧，治法与前一同①，兹不重引。但男子下注脚疮，却与妇人不同，其症则异。初发时自踝以上生红点，日久变黑色，发痒，搔之成疮出水，渐至腐烂发陷，与妇人一同，但治法大同小异。大概此病生于富贵淫欲之人，立地用事，精血下滞于足膝，故发而为疮。治法先投内补十宣散吞四生丸《局方》，又服本教大料青盐丸、大活络丹《局方》，仍用石灰以细绢罗过，以桐油调炼成健块，填在疮陷中，一日一更，并进芎、归，加黄芪人参汤、四物汤《局方》。服前药七日，必定少干，既减脓血，却煎太乙膏贴之《局方》，其太乙膏要自制者妙。虽妇人脚疮亦可贴，膏中宜加白胶香。往年谢运斡有此病，依此治得安也。

妇人遍身大疮发陷有虚实第六十九

经曰：妇人七七数满，受得阳气，住经太早，而遍身发大疮，如痛节成三四十枚者，热也，治法如前。其有经水适行而乍阻者，其脉多涩而迟所致。经曰：经水虚行不依时，或阻而不行，流注四肢，生疮发陷，治法亦与前同，木馒头煮水洗之。予往年为丁旦妻官氏一身生五十三枚疮，乘将死而活其命，正用此法也。

男子妇人脱肉第七十 与前四十二章参同

凡男子妇人沾疾，忽遍身脱肉者，其症有数项不同：一则

---

① 同：原作"仝"，疑为"仝"之误，"仝"同"同"，据文义改。

日夜遇子午时发微寒，然后发热，手足心潮热，名曰子午潮，潮退遍身出汗，令人日久脱肉；一则遇夜睡中遍身出汗，名曰盗汗，日久令人脱肉；一则赤白黄三浊，小便遗精，桶底澄之，如豆腐、如石灰，名曰便浊，日久令人脱肉；一则发嗽吐痰，日夜或一二碗，吐出又兼自汗，名曰劳嗽，日久令人脱肉；一则忧愁，思虑则伤心，伤心则血逆，男子为亡精，女子为失血，甚则日晡生往来寒热，盗汗，不进饮食，名曰七情伤，日久令人脱肉；一则色欲不节，耗损肾元，遗精走泄，或夜梦鬼交，名曰心肾俱虚，水火不济，日久令人脱肉。以上诸症，凡是四肢瘦削者，此中心之患。一则病人多至六脉洪数而涩，虚浮而洪，重按则无力，指下三扸①而呼吸候应不定，前所以治法不可拘泥，当采其源而治之。子午潮，先用本教大秦艽散：

当归　川芎　白术　茯苓　羌活　地骨皮　白芍　知母各五钱　人参三钱　官桂　秦艽六钱，去芦　生地黄六钱　麦门冬一两，去心，净，五钱　甘草　北柴胡去芦，五钱

上剉，等分，每服三钱，生姜、枣子煎，温服。次进交感地黄丸。

交感地黄丸

生姜一斤　生地黄一斤

上二味，各杵烂取汁，生姜入地黄汁，生地黄入姜汁，浸一宿，焙干后用②，调服妙。二味等分，入石臼内研如细泥烂，焙干为末，温酒调下。又进人参荆芥散《局方》，五心热进清心莲子饮《局方》、本教桃皮散见前，下部空心进二神丸、二陈汤

----

① 扸（chǐ齿）：拍打，动。
② 后用：原作"用后"，据文义乙正。

《局方》，盐汗进养心汤、酸枣仁汤见前、麝香黄芪散、辰砂妙香散、十四友丸并出见《局方》，并进本教万全饮加小童便煎服。诸浊症治法，详具六十四、六十五、六十六章劳嗽吐痰者。此疾皆心血热而吐，先进小柴胡加生地黄五味子汤见《局方》①，次进鸡苏散见前，然后收痰止嗽，名曰神功定嗽饮主之。

神功定嗽饮

茯苓通草者佳，去皮，二两　远志去心，二两，姜汁制过

上二味，各秤二两重为末，入金银箔、麝香研和，每服一大钱，用竹青、桑白皮、大青根皮，浑酒调，旋入生地黄自然汁一合同服。不十日进而痰嗽自止，妙哉。

七情伤者，内因之病，宜用七气汤、四七汤、苏合香丸、大小分心气饮、三和散、流气饮、茯苓分气苏子饮并见《局方》，如症选用施治。

心肾俱虚，遗精走泄，治法：下部用本教大青盐丸，以木馒头浑酒空心吞服，食后又用妙香散加味吞十四友丸、龙齿镇心丹，此宜上安心经、下润肾元②，交泰丹亦妙并见前。又一方，用水仙丹最妙。

水仙丹

山药　茯苓　菟丝子　莲花须　肉苁蓉　鹿茸　蜀椒　熟地黄　山茱萸　绵附子　莲肉　青盐各等分

上为末，酒糊为丸，如梧桐子大，每服五十丸。此药不僭燥，应凡元气不足之人，皆可当服。

肝不摄血，令人夜卧不宁，治法与上盗汗症同。治以上诸

---

① 见局方：原作"局见"，据文例乙转补脱。
② 元：此后原衍"丸"字，据文义删。

类脱肉等症，治各例病源，用药有准。然遇此病，皆常用二陈丸与之进，美。饮食既进，自然长肌肉也。或逢复有一人至，见授此病人，诸症俱退。惟肌肉不生者，取大鼬狼去皮，精洁，任烹馔，任意食之，才十数个，肌肉顿复如初。试予常思鼬吃米谷，精洁亦净，可食，姑存以备用。

治挑生第七十一

挑生者，江南无之，惟深广之人用之，以害仇隙者。其毒药随饮食投之，以害人性命。如鸡肉中投之，如有觉者则终不食鸡肉则无害，才食鸡肉则病发，腹胀如蛊膨，医者不识，作肿治之，非也。此病无他药，惟雄猫肉最妙。予往年处馆①于宁都寨官陈家。平溪，南安人，专吃啗食猫肉，以此食之。予初不觉而食之如狸肉，继而得平溪见教，谓此物能治挑生，所以入广居官者，必须常吃此物，庶挑生不行也。时寨侧恰一人自广回，受此害，医者作肿治之，无效。平溪令其人食猫肉，初食一个觉消，再食一个未尽，忽一脱下血块、血蛊虫一斗，而病即愈安。此予自亲见之，诸家方书无攻所用，故附于此，以广传于后世之人也。所患挑生者，不至于死亡矣。

---

① 处馆：在私塾中教书。

卷之七

心痛有虚实第七十二

古人以真心痛为不可治，但病有虚实，如心引两胁连背脊而为痛者，膈热也，治法以大柴胡汤、洗心散，次用黄连泻心汤倍加赤芍药，温服《局方》，仍用推气丸见前。若夏月冒暑心痛，惟黄连香薷散加大黄、瓜实、赤芍药，煎后入生蜜一合，沉冷服之，立止；仍用栗衣①、枳壳、扁豆煎汤，调枳壳散，以泄其气，万全之功。但虚劳鬼忤，及妇人产后去血过多，心虚发痛而迷闷者，可于前十九章盗汗类选药治之；如不效，即不在治数，乃真心痛也。

鬼箭第七十三

凡人有两足或腰间、背间生疮成痕，日夜则痛不可忍，且时又发痒，或以为松皮，或以为疙瘩者，皆非也，此乃名鬼箭也。盖山林间有狐狸蛆作茧，及死在草木间，晚、晓露最毒人，有赤身而伤之者，其毛飞来射人，入毛孔中即成疮痕，其毛入肉中，自一生七，自七而往往不可计数。既是以成疮，久则损人，名曰鬼箭。治法：煮汤一釜，先下清油一两中，同煮数沸，却下醋半碗，再煮数沸，倾出盆中，以此患疮熏之，候温洗之，疮上汁灭，并用洗去净洁。却以清油浸灯心一束，撚②干油，

---

① 栗衣：原作"粟依"，据原书"动气症第九十八"改。
② 撚（niǎn 捻）：用手指搓揉。

就将灯心铺在疮上，却以衣被覆之。候一二时，以猛灰火一炉，尽取疮上灯心，置火中烧之。其灯心入火，爆声如麻之可畏，如此烧三五次，以灯心下火不爆为度而止，以其痛亦不痛而自愈。却住痛用：

愈安散

黄柏皮　赤芍药　大黄　黄连　五倍子以上为末，再入后药
白矾　雄黄　焰硝　白胶香　硼砂　沥青　轻粉　国丹　水银渣

上以后九味研成粉，和前药末调均，有汁干搽，无汁用清油调涂。一日一次，洗一二，涂，七日可安也。

翻胃①吐食第七十四

翻胃者，俗谓之团食，朝食至昼吐出，昼又食至夜吐出。此疾乃脾土不克化，胃气虚寒，痰上膈，胃脘宿食不化下，凡患此者少得安除，予间②医好数人。治法先以谷芽、麦芽煎汤，调五膈宽中散，食罢以白米糖丸平胃散《局方》，以枣二枚去核，丁香三粒枣肉中，纸裹煨饷③，取枣和丁香嚼，以丸子入口中，用热水送下。仍服十八味丁香透膈汤《局方》，加熟附子同煎服。然得安者，倘再发无生矣。另有方在别本。

鼻血有虚实第七十五

凡衄，不可以一概施治。四肢热，面赤发燥，六脉洪而数，六七至者，此乃邪热中于三阳，清气道闭塞，浊气道涌泄，血

---

① 翻胃：即反胃，亦称胃反。
② 间：偶尔。
③ 饷（xiǎng 想）：一会儿，不多久的时间。

循气，气上行为鼻衄。虽是鼻衄，不常而血，终不多出。此治法先进小柴胡汤、生干地黄汤，解其半表半里；次进生料洗心散，用白茅根、竹青同煎下；仍进枳壳散以通其气《局方》。又不止，用黄芩二两重、山栀子四十九个，上以二味火煅，煅存性，勿令烟绝，以粉草和之为末，浓磨金墨汁①和五钱，以井花水调作三服，饮之立效。仍以白茅根、竹青煎汤，调五苓散、枳壳散各半②，五服即通其气，利其水，经络通疏而血不作矣。亦有衄血头痛，四肢热甚者，又宜用小承气汤宣下，然后如上施治。若病人全不热，而衄血至三五碗或成盆者，此名阳虚阴结，血无归宿，如水泛滥而衄妄行。经曰：血生于心，而藏之于肝，朝于肺③而达于四肢，今肝不能称摄血，气不疏通，故气不能行其血，气壅结于中脘而为衄矣。治法以前用药不同，大抵心为生血之源，法当先定其心，宜用辰砂妙香散或麝香黄芪散，以白鸡冠花煎酒调下，次以酒浑芎归汤调黑神散或胶艾汤，立效《局方》；不止，更进鸡苏散；又不止，用本教蒲黄④散见前，并以温酒嚼下鸡苏丸；仍服本教万全饮、养荣汤见前及酸枣仁汤、十四丸《局方》。大抵只一味自心经收敛心血，无不作效矣。又一法，山甜茶单煮，要取浓汁饮之，最捷妙，方在别本。

哕症有虚实第七十六

哕症者，病人喉中发声作哕也，其病在胃经，病人发热以

---

① 金墨汁：以金粉加皮胶和松节油调制而成，用于书写佛经。
② 枳壳散各半：原作"枳壳各半散"，据文义乙转。
③ 肺：原作"肾"，据医理改。
④ 黄：原脱，据原书"真劳症第四十八"改。

作哕者，此胃热也。虽哕而无物出于口，只干哕而出痰也，用小柴胡加姜，煎竹茹汤立止。此病多是大小便不利而致，仍以大承气汤利之；又以五苓散导去其水，复以导痰汤、温胆汤去其痰，必安全矣。若其人本无哕症，不当下而误下之，或中风寒湿三者，下之太早，致胃气寒而上逆，故作哕。此乃医者不明虚实，用凉药过之多胃寒而致。仲景以小青龙汤去麻黄，最良。然后用本教正气汤见前，甚则加术附人参汤、附子理中汤、理中丸、五膈宽中散和胡椒汤、丁香煮散；又用橘皮半夏汤嚼送下大理中丸；又不止，以真武汤取①中有干姜故也《局方》。大概治哕症最宜进五苓散，以导其水下，此五苓先用金沸草汤调，旋入生姜自然汁一合，盐少许，同服甚妙。

咳嗽有虚实第七十七

经曰：肺主身之毛孔。人有夜起通便后②常为冷风伤于肤腠之间，即令咳嗽，此风邪由毛孔而伤于肺经明矣。忽遇患此，宜金沸草散倍加去节麻黄，少许汗之后，即用小柴胡汤加五味子汤；不止而连声作嗽，发热，喉中痛痒者，更以大柴胡或承汤利之《局方》，后以鹅管散治之。

鹅管散

白矾　鹅管石　硼砂　辰砂　焰硝　雄黄　轻粉少许
石膏

上俱各等分，细研，芦管透入口中，咽下即止。若见日夜吐出浓痰成碗者，非痰也，心血热也。故嗽而成痰，不可多用

---

① 取：此后原衍"去"字，据文义删。
② 后：此后原衍"不"字，据文义删。

南星、半夏，用此则抽过津液，越见痰来，反令作渴，治法见前四十八章，二十六章亦有。膈上有寒饮，发嗽而呕者，当温解吴茱萸汤主之《局方》，二陈汤、参苏饮、导痰、正气汤并良。大概全在审虚实治之，无有不效。凡病①多痰，张仲景以为难治，但服药后得痰活落②者便有效，可安之期也。

喘急有虚实第七十八

中满气急，声如引锯者，谓之喘。倏倏然③发热而喘，大便坚涩，额上汗出如珠者，胃热也，属阳明经。脾燥胃热，土乘金，传克于肺，肺胀痰甚，故发喘。宜先以金沸草散加麻黄表之，次以柴胡瓜④根汤解之；又不可，以大承气汤下之，然后却以小柴胡加苦梗、枳壳、葶苈、大青根煎服，泻去肺气，仍食后用人参清肺汤吞推气丸，更下鹅管石散见前，如此治之，不日可安。又有胸下痞满者，只是喘气急者，脾寒而喘也。经曰：涎生于脾，痰起于包络。盖脾气包络俱寒，故痰涎合而上攻于肺。治此喘又当用温脾汤《局方》；喘而有血者，用卷柏散主之。

卷柏散私方

卷柏　甘草　佛耳草　乌梅　桑白皮　鹅管石

上剉二钱，水一盏煎，食后服。仍以正气散、养胃汤、参苏饮、二陈汤、钟乳丸、玉华白丹，更空心以黑锡丹加南星坠之，并进来复丹、半硫丸、玉真白丸子，无不效。但此病若见脉沉、目直视，而喘不相引者，死候也，不在治数矣。

---

① 病：原作"痰"，据文义改。
② 活落：活动，此处指痰易咯出。
③ 倏倏然：忽然貌。
④ 瓜：疑为"葛"之误。

悸证有虚实第七十九

悸症者，心下惕惕然动，怔忪而不能自安，常恐而所畏。大概此疾，其因有二：一则气虚，二则停饮。伤寒汗下太过，正气内虚而悸者，等分大小建中汤主之；若手足冷而悸者，四逆汤加桂、人参主之，大忌发汗；若误心悸而发颤，惚恍谵语，宜酸枣仁、养荣汤见前。若水停心下而悸者，茯苓甘草加芫花汤主之；不止，二陈汤倍加茯苓、白术、醋煮芫花，立效。于《金匮要略》云：食少饮多，水停心下，甚则发悸。是以悸当治其饮也，二者不同，不可不辨也。

渴症有虚实第八十

此论伤寒中渴，非三消渴也。伤寒一日属太阳，二日转阳明，三日转少阳。三阳病俱为邪攻于表，犹未大热，故无渴；至四五日，少阳转太阴，邪入于里而成热，渐次津液顿少，故咽干作渴；至五六日，太阳转少阴，邪热又深，而津液于邪热所抟，则渴又甚；至五六七日，少阳厥阴，则邪遍攻于三阳三阴之间，而热极而渴已甚，邪热流行于三阳三阴之间已遍经，六七日而传经已尽，反渴而欲水者，其病欲愈，故人与水泛。而鼻自衄者，谓之红汗，其病当不药而自安。若饮水而热不除，六脉洪数，当依法治之，宜用小柴胡去半夏加瓜蒌根汤、白虎加人参汤、五苓散；不止，黄连泻心汤；极者，生料洗心散、三黄汤。《活人书》云：若其人热病，本不当汗下，而误汗下之，一向汗不止，泻不住，温温①。今发潮，手足振掉而渴欲

---

① 温温：疑为"愠愠"之误。愠愠，郁闷不舒貌。

水者，非真热也。盖大汗大下之后，五脏津液顿亡，华池肾水不升，故口渴咽干而作渴者，此用药又与前大不同。治法：合用大建中汤加五味、阿胶煎，吞青盐丸，升起肾水；次服养荣汤、双和汤加乌梅煎；又于宿脾饮中加黄芪、人参冷服《局方》；不止，多服人参黄芪三物汤①。必虽如此，分虚实治之方效。

振掉有虚实第八十一

振掉者，四肢怯然若寒，悚然振动，反致发热，则出汗又解。凡伤寒本无此症，因误下后复为发汗，名曰表里俱虚。盖发汗重则亡血，先误下则里虚，二者先后错乱，致亡阳俱虚，传之不能自支，故四肢不觉其振掉。诊其六脉沉微，有六七至，重按则无力，法合先投茯苓一两，桂枝、甘草、白术各一两，名苓桂术草汤《活人书》；次进真武汤、黄芪丸、黄芪建中汤、蜜附建中汤、术附汤②，加人参、黄芪《局方》、本教万全汤、□汤见前，以上药并温经益阳、滋血助气之剂，决然有神效。外有一症，传遍至少阳经，不传三阴，只一味谵语，额汗出，四肢热，而成振掉强急者，此乃阳明传少阳极处，正仲景称急下之症，惟大承气汤主之。夫病在少阳，今不治少阳而治阳明，所谓利阳明以养宗筋，就阳明利断则少阳自和矣，妙哉。此用药与前大段③不同，不可不审也。非有仲景之神见，难以此语也。

① 人参黄芪三物汤：未查得此方，疑为"人参黄芪五物汤"之误。
② 汤：原脱，据文例补。
③ 段（xiá 霞）：通"遐"，远也。《曾伯桼簠》云："叚不黄耇。"

战栗全虚无实第八十二

战栗，身之战摇栗者，心之栗惧。盖战则属于身外症也，栗则属于心内症也。其人本是表虚而有误汗，其人本是里虚而又误下，外气既虚，内气不守，误于一汗一下，而邪中于表里，皆不能除。故知战者，正气胜也，其脉一息六七至，而况取不应指。治法宜与真武汤吞黑锡丹、术附汤、四柱散、三建汤①之类《局方》，仍于灸气海脐下一寸三分，或炼脐下五十壮，以不战栗为度，宜数进前药可也。

厥逆有虚实第八十三

厥逆者，四肢冷极也，冷即逆矣。然此症有虚实，不可一例施治。如病人手冷过曲池，足冷过踝骨，一向冷而不温，自汗，内不泻，不时六脉沉微，真四逆也。此当行术附、四逆、三建、真武等汤治之，仍以黑锡丹安镇下元《局方》；更灸气海，以手足温为度，仍以蜜附建中汤活调。治者若见病人四肢逆冷，手不过鱼际，足不过踝骨，其冷只在手足十指头，虽冷而移时又温，诊之六脉洪数，甚则反复，外症烦热而躁，大小便闭涩而腹痛者，此阳明症也。法当用大小柴胡行之，甚者大承气汤利之。此症仲景之良法，全在见识，端的不可泛泛用药。复有厥者，亦冷也，然厥而深于厥矣。厥者，手冷过曲池，足冷过踝脚腕，阳气内陷，热气逆伏，故冷。所以仲景曰：厥深者热亦深，厥微者热亦微。此言热深反厥深，未问其便投热药，以为真冷也。治法与前不相上下，兹不系引。

---

① 汤：原脱，据文例补。

卷之八

郑声全虚无实第八十四

或以郑谓之音，解此郑声，非也。据愚见，只全作郑重之重。盖郑声重者，声重而不转也，气促而不正也，其人当是误汗、误下，表里俱虚，阴阳不升降。盖血无所归宿，将脱之症故如此也，诊其脉当沉微而欲绝。仲景说曰：伤寒三百九十七症，而独郑声别无症治。此为正气耗而不全，殆与语言声进者相近也，非如谵语狂言者此也。余每遇此症，但于下元，以养气丹、黑锡丹、交泰丹等，却以养荣汤、万全饮吞下，仍以四柱散、术附汤、参芪汤服之，五七日而愈，屡试之有效。大抵此病皆因误汗下而得之。然下药要仍等分，不可苟简，无不作效。

谵语有虚实第八十五

谵语者，有心虚而谵，有心热而谵，不可一例用药。况谵语者多有所因，或因以火劫而过汗，或误投药而过下，或去血过多，或有燥屎在胃，或亡阳心虚，是数者，皆令人谵语，治法不同。成无己虽有论而不言药，予按仲景法，如火劫汗而谵者，热入心经，只以小柴胡汤解之，次下辰砂去桂五苓散可止。若胃中积聚燥屎而谵者，非大承汤不止见前《局方》；至汗下太过，去血过多，及亡阳心虚，诸般谵语，皆当收敛心血，温中养荣。汤惟养荣最的当，次下酸枣仁、十四友丸、辰砂妙香散、黄芪散、双和汤、万全饮，选而用之，无有不效见前。然证亦可观，实者狂谵，虚者细声，而谵时自发笑。又有一症，忽然得病，口中一味自说，皆平日所言事，而全不答他人所问者，死候矣。又有中风不省人事，而口自细语，脸红，亦死候矣。又目直视而一味自谵者，皆死候也，不在治数。

气短有虚实第八十六

凡上焦壅结发热，胸膈胀满而气短者，谓之从邪在于上。肺经停痰，痞满而咳，即是实症；若经汗下太过，大病因弱而气短者，谓之损真气不全，心肾不交，即是虚症。实而邪在于上焦，热壅令肺胀，故气短而促，其脉必数而弦。治法：先用枳壳苦梗甘草汤类频投，觉较宽就加黄芩、半夏、柴胡、瓜蒌；后又觉宽，然后徐进大柴胡汤二三服。此病虽利，切忌利之太早。若胸膈不曾宽，气短依然下之太早，则反成结胸；如得胸膈宽，气不短，却不妨以大承气汤利之，则病根可除；若其气不全，肾气不交，其人困败，故气不相续而短弱者，治法宜术附汤加人参、黄芪，吞养气丹或养正丹，次以沉香降气汤吞黑锡丹，依下双和汤、万全饮、四柱散之类见前。依此治之，万无一失。慎勿用香附等耗气之剂，若误用之，耗散真气，多致夭命矣。

瘛疭有虚实第八十七

瘛疭者，筋病也。筋急名瘛，筋缓名疭。急则筋缩，缓则筋伸，伸缩而动不止者，谓之瘛疭。瘛疭本是风疾，若伤寒病而生瘛疭病者，症有潮热气至极也，热极则风伤于经络，风动故令四肢生瘛疭。如惊痫搐逆之状者，病势已过矣，多致不救。伤寒病深瘛疭，急令利阳明，大承气汤主之。盖胃管宗筋利阳明，以舒宗筋之谓，然利之而脉弦者生，促者死。若中风瘛疭而不省人事者，亦不治之死候也。

目直视有虚实第八十八

目直视者，视物而睛不动也。凡病至于直视，为邪气已极，其候最恶，诊其脉常涩而微弱。《内经》①曰：衄家不可发汗，汗则额上陷，脉急紧，直视不能眴②动，不得眠。盖肝血而能视，今失血而又误汗，则为亡狂，肝气既虚，目故直视。急宜益肝养血，用芎归汤、养荣汤、补血黄芪汤见前，服之则目转动，便有可安。若病人四肢冷，狂言而目睁睁然直视者，心肾气欲绝也，如此直视者死；加以喘急者，即死也。或有目不了了，睛疼不知，大便难，身壮热，而目直视者，内实也，急用大柴胡汤、大承气汤利之。凡目直视者，不在治数，但睛不了了而疼，予尤为可治之。后学者须宜详审之。

自利有虚实第八十九

自利者不经攻，方才病自然而利。自利而大渴者，脾虚也，谓之虚寒自利，其脉微紧；自利而欲饮水者，为脏有热，名曰挟热自利，其脉数而实。大概要问虚实，先须以分利水谷为上，所以五苓散自利要药，又以平胃散合和，名胃苓汤。汤米饮调，不使小便多而其利自减；若小便又不快利，单用五苓散吞青木香丸《局方》。试看小便多自利止，然后却理脾虚，即以大正气散、藿香正气散与吞来复丹；不止，用香朴丸，养脏汤吞下；

---

① 内经：此后引文实际出处为《伤寒论》。
② 眴（shùn瞬）：转动眼睛以示意。

又不止，感应丸推之《局方》。若挟热自利，多赤糖色，法用黄连香薷散、黄连丸，又用五苓散吞阿胶丸；不止，用九宝饮黎居士①方；又不止，小柴胡倍加厚朴。以上一虚一实，用药有准。外有沉寒，痼冷自利者，用附子理中汤倍加厚朴煎，吞黑锡丹，仍服赤石脂禹余粮汤；又不止，如上用利小便法，然后却以藿香正气散加干姜、粟壳、人参、黄芪、附子，无不中病。又有三阳合病而自利，一曰太阳与阳明合病自利，病在表，以葛根汤发其表；二曰太阳与少阳合病自利，病在半表半里，黄芩汤主之；三曰阳明与少阳合病自利，此又邪气入胃，必须大承气汤再利之，方为的当，此宜用芒硝、大黄，若用巴豆则虚矣。此乃仲景超世不辟之术，深浅不同，用药有异，诚详审之。

筋惕肉瞤全虚无实第九十

《内经》曰：阳气者，精则养神，血则养筋。发汗过多，津液枯竭，阳气暴虚，胃气不全，宗筋失养，故惕惕然而跳，瞤瞤然而动也。诊其脉濡而涩，按重将绝。夫以伤寒本无此症，盖为不当汗而误汗之，遂成亡阳，故令筋惕肉瞤。凡见此病，切不可更发表，按仲景先投真武汤、术附汤、通脉四逆汤《局方》，此法宜功厥阴经，仍下部以黑锡丹镇坠；觉少定，却以万全饮内加附子，或于养荣汤内加附子、黄芪，多用此二味，取其能强筋骨，而可取全功也。予救数十人，止准此法，更不妄投他剂而作效也。

---

① 黎居士：即南宋医家黎民寿，字景仁，旴江（今江西南城）人，著有《简易方论》十一卷、《决脉精要》一卷、《注广成先生玉函经解》三卷。

热入血室第九十一

血室者，谓诸血流会之所，即冲脉是也。冲脉者，乃奇经八脉中之一脉也，起于肾下，出于气冲，冲于血室，男子皆同，非独女人有之。王冰曰：阴静血海①而去血，此言冲脉至而血海满盈，故妇人月事必依时动，是知冲即血脉。凡伤寒之邪气，妇人则随经而入，男子由阳明而传，以冲之脉与少阴之络起于肾。女子感邪气，自太阴从经便入；若男子直行，自太阴传阳明，内热方入。故冲热则血必妄行，在男子则下血而发谵，女子则经水遍行而作断。男子发热，胁下满如结胸状，谵语者，亦名热入血室；女子中风寒，发热如疟状，谵语者，亦名热入血室。仲景并以小柴加生干地黄汤主之，其或两胁下痛，即当刺期门穴三分。其刺穴之法，男子则垂乳头下二寸，女子则垂乳内横纹为的穴也。

发黄第九十二

发黄者，眼睛黄，遍身如栀子刷，其小便亦黄如栀子汁，其名曰黄疸。古书有暑疸、谷疸、酒疸、湿疸之异名，大概内热既盛，复外以被盖，盛火却汗，两阳相熏灼者必发黄。最是人人有冒雨，遍身衣湿，更不脱去，只任就身以火炙干，极致发黄。阳明病，被火劫去，额上汗，小便不利者必发黄。盖寒湿在里不解，忌发汗。甚者，汗出染衣皆黄，治法以利小便为先，所以生料五苓散加山茵陈、山栀子为要药。若小便少，小腹紧满，栀子柏皮汤；如或伤寒瘀热在里而发黄者，当表之，麻黄连翘赤小豆汤主之。以上用药，当并依前《活人书》，而予

---

① 阴静血海：王冰原句作"阴静海满"。

以为服五苓散太过，恐有贼肾之患，莫若白虎汤加苍术汤为妙。如汗多者，黄芪防风汤、茯苓分气紫苏饮、木通汤；若身体、目俱黄，脉来迟而濡，小腹紧满，小便利而反发狂者，是又下焦蓄血，抵当汤主之。《活人书》：凡病黄疸，鼻出血冷者，不治；黄而面垢如烟煤者，不治；目直视者，不治；黄而口痦齾黑者，不治。取亦有黄色如熏煤色者，不明者，湿伤也，四炒固真丹主之居士方，其药以苍术为主，取其除湿也。若黄而橘色者，谓之热，茵陈、栀子煎五苓散，吞推气丸为良妙居士方。此并无不效，予已用之有验。

发狂纯实症第九十三

发狂之症，阳极所致。《内经》曰：邪入阳则强。《难经》曰：重阳者强。《脉经》曰：阴附阳则狂。《病源论》亦曰：邪并于阳则狂。其状甚则呼号歌曰唱，弃衣而走，逾墙上屋。盖热病于心脾二经，神不守舍而狂也。凡伤寒发狂，邪热已极，非大吐、大下不除。仲景曰：病在上则越，即吐也，瓜蒂散主之。用已，吐其黄痰，或用胆矾研，温水一合，急灌之，其吐痰丸尤捷。吐后即以大承气汤泻利下燥屎，仍进全蝎膏见前，又用辰砂一味，名丹砂散，细研，井花水调下。即其或狂而目直视者，谓之肝绝，出汗，失志狂言，必死之候，不在治数矣。

霍乱不同症第九十四

霍乱者，上吐下利交作也。有因嚼食生冷，内伤脾胃，又加外感寒邪所发也，其脉必紧①，甚者脉微绝。治法：用藿香

---

① 其脉必紧：此后原衍"甚者"二字，据原书朱批及文义删。

正气散加炮附子、干姜、黄芪、人参，并进大料正气散；不止，术附汤、真武汤吞助丹，又用陈皮半夏煎嚼送下理中丸；又不止，合为升降阴阳。凡不止，乃阴阳二气不能升降，如何得止？且宜用秘传正气汤吞来复丹，然后却以所主药治之，或煎药香朴附子汤，吞香朴丸，乃多服五苓散分利水谷，必然之效也。又有因中暑，饮水过多，暑气伏于中脘，卒然下利，额上汗出，手足冷，其脉必伏，即不可依前法，惟水煎香薷散，入水浸冷服，吞消暑丸，仍进五苓散。有效之理如前药，全不可下。症有不同，故治亦有异法并《局方》。

蓄血不同治第九十五与外一百六章参同

蓄血者，有瘀血即于下焦不散，令人小腹紧硬，小便反快，六脉浮而数，为蓄血证。大凡小腹紧硬而满，便问小便利不利，即当与利小便，五苓散吞青木香丸主之《局方》；若小便快利而小腹紧硬，蓄血证也，宜下瘀血。经曰：伤寒有热，小腹满，当是小便不利，今反利者，必为蓄血也。治法以抵当汤丸下之；如外证已解，但是小腹急结者，俱用桃仁承气汤利之，利下当见黑粪，即下血也。且向为小腹紧硬，一则当利小便，一则当下蓄血，全在识明白，不可一例治之矣。

卷之九

劳复①不同治第九十六

病新产后，血气未平，不自将理，以身任劳而病复作，故曰劳复。然其劳复有四：一有强力持重而劳力者，有忧愁思虑而劳心者，有饮食过度而劳伤胃者，有房不节而劳血者，此合四者，皆谓之劳复。总治大病将瘥后劳复者，枳实栀子豉汤主之。《活人书》：若见伤食而劳复者，就加大黄且栀子枳实汤则已；吐之有不待虚烦懊憹之证，作大黄则已；下之有不待腹痛谵语之证。经曰：伤寒新瘥，劳复更发热者，小柴胡汤主之。脉浮者，以汗之而解；脉沉实，以下之解。但房欲病后，多因男女交接，名曰阴阳易，治法见前别有症论。其不易而自病者，色欲败伤气也，多至损减，可不慎哉！合用仲景烧裈散见《活人方》。

郁冒不同治第九十七

郁冒之症，皆因虚极乘寒②而作。经曰：太阳病，先下之则不愈。又因以误汗，以此表里恐虚，其人伤郁冒，非热也，慎勿误作热治。若治以凉剂，则丧人性命矣。郁冒有三状，心下③郁闷，昏迷不省人事，移时又有。大抵其症有三：一则伤

---

① 劳复：原作"劳腹"，据下文改。
② 寒：原作"虚"，据《伤寒论》"诸乘寒者，则为厥，郁冒不仁"改。
③ 下：此后原衍"不"字，据文义删。

寒汗下太过而成郁冒，二则病后气血虚而成郁冒，三则妇人产后去血过多自汗而郁冒。其脉三关俱微弱而涩，治法皆当以先收敛心血为上策，如养荣汤、万全饮、大调经散、通真丸、温经汤，皆可投之见前。又酒调妙香散、黄芪散最良《局方》，以汗止则证定。如汗不止，终是郁冒，宜黄芪建中汤、双和汤倍加肉桂、干葛，少加浮麦子煎，立效。经曰：透汗解肌，无如干葛、竹青，次之麻黄，又次之①以肉桂，解肌透汗，其汗自止，汗止则血还肝，而归敛于心，郁②冒自除，仍用二陈汤加南星，除痰为上。复有少阴下利，头眩而郁冒，不省人事也，死候不治矣。

动气症第九十八

动气之状，发于脐之四旁，筑筑然而有动跳者是也。凡人患急动气者，慎勿汗、吐、下③，则伤脾元。盖汗而吐后而复下一吐声④，触动于脾，伤损五脏，是故动气，在左在右，在上在下，皆不得汗、吐、下，惟当自脾宽中泄气之脐，则此治法以栗衣煎汤，调五膈宽中散，以宣其气《局方》；次用四炒枳壳丹、正气汤《局方》。又不老汤、栗衣之说甚妙，诸家方论俱无。

不老汤私方

姜黄五两，细切片，泡十次　香附五两　木香　甘草各五钱

上为末，每服一大钱，白沸盐汤点服，任用栗衣汤服之，

---

① 之：此后原衍"干葛"二字，与上文重复，据文义删。

② 郁：此后原衍"结"字，据上文及医理删。

③ 下：原脱，据下文补。

④ 一吐声：疑衍。

卷之九

七三

又以破故纸丸于后。

枳壳十文重　破故纸十文重　斑蝥四十九个，去翼、足

上三味同炒，以枳壳赤黄为度，去斑蝥不用，只用前故、枳二味为丸，梧桐子大，每服三十丸，栗衣煎汤，食后服此药，则下部泄气，而动气不复作矣，更制大料脾药丸见前。此证成无己有论无治法，予屡用前治法而取效，断不误矣。

四肢不仁第九十九

四肢不仁者，顽麻痒痛，不知寒热，遍身屈伸、灸刺及他人手掐搦皆不知其，是曰不仁。大抵人之一身，以血气均平为善，气盛则足以行血。今荣气虽胜，卫气偏少，即气虚少而血无所依，所以血不周流灌注，此所以为四肢不仁也。治法用养荣汤、双和散、黄芪建中汤、万全饮见前，先为生养血气，然后却用西州续命汤，及以排风汤吞防己黄芪丸。然续命、排风宜倍加干桂、黄芪、茯苓，去麻黄，慎勿再用麻黄发汗。依上调治久，可保十分之五，而终无全愈也。

懊憹怫郁第一百

懊憹者，懊憹唧哝之义也；怫郁者，拂乱郁结之义。懊恼内气也，怫郁外也。不舒不惕，心下愦①愦然，自无晓会处，睡坐不安稳，由表未尽而攻里太早，阳盛阴虚，内陷结伏于胸膈之间，而有此症。仲景曰：表未解，医误下之，必胃中空虚，客气动膈，心下懊憹；及曰下后亦烦，心下懊憹；又曰下后益烦，心下怫郁，是知阳气内陷而有此症明矣。治法以栀子豆豉，

---

① 愦（kuì 溃）：昏乱，糊涂。

吐之以通结热；若阳明病下之，而心怫郁懊憹，胃中尚留燥屎，宜以大承气汤下之，次用茵陈汤利之，治法以涤其邪热，则有可安之理。予尝观许氏《本事方》①具载有：人已病过，经久不解，额汗潮热，其症状喑喑默默，彻日夜不得睡，时发一声如叹，思烦结怒。缴召许氏，诊其脉洪实，许曰：内气懊憹，外气怫郁，二证俱作也。急下承气汤与服，七服去其燥屎数十块，其人得睡烦愈。识症明脉，故用药的当，学者宜察焉。

舌白胎第一百一

凡伤寒，三五不解，舌上生白胎，始初白，继而黄，继而及黑是也。脉数者，由太阳传阳明，阳明渐入少阳，过太阳之症，治法用小柴胡汤加至大柴胡汤，为病在半表半里。若心下懊憹，舌上白胎，宜用栀子豆豉汤吐之，盖阳邪客于胸中故也。经曰：伤寒七八日不解，热结于里，恶风发渴，舌白胎干燥而欲饮水者，白虎汤加人参汤主之《局方》；若舌胎断黄，热结在胃已深，故《金匮要略》曰：未经下者，以治法当行大承气汤。若胎上黄变黑者，急以黄竹叶煮水，灌漱刮洗，得舌红者生，黑者死。黑为肾色属水，今见于舌，属心火，火是肾来乘心，水克火，大逆，十死不治，然又当审脉症决之。

项强第一百二

凡病人项强者，皆表症也，其脉急数而洪大。经曰：太阳之病，项背强痛而恶寒无汗。以太阳感风寒，风寒则经络不利，

---

① 本事方：原作"本家方"，据许氏（许叔微）著《本事方》改。

而项背强痛。治法：金沸草散倍加去节麻黄表之。若汗出恶风，其脉迟，桂枝汤加干葛肉桂汤主之；如无汗恶寒，其脉紧，升麻葛根汤加麻黄汤主之《活人书》。盖有汗恶风为表虚，宜实表敛汗，故为桂枝汤内加干葛、肉桂；无汗恶寒为表实，宜攻里发汗，故于升麻葛根汤中加麻黄。二说甚明而要斟酌。《金匮要略》曰：太阳病，项强脉沉迟者，此为痉，桂枝汤加瓜蒌汤主之。亦有结胸项亦强者，宜下之，合用大陷胸丸出《活人书》①。学者审之。

头眩第一百三

头眩者，头晕也，两眼生黑花，有时仆倒，不省人事，似郁冒症，俗谓之头旋。其病在少阳经，居表里之间，表邪传来，渐入太阴，表中阳虚，故时又目眩。大概头眩之症，初病在太阳，治者汗下吐遍，太过为阳虚所致②。经曰：上虚则眩，下虚则厥。治法与前不相上下，但头晕则又当去痰，再加芎辛汤、二陈汤、四生丸兼服，功可十全矣《局方》。

心下满虚实第一百四

心下紧满者，有太阳传阳明，不曾经下而满者，诊其脉紧，邪在胸中，故心下满而烦者，法当吐③之，宜服瓜蒂散；如或脉浮而洪，心满者，有热在胃，法当攻之，宜下大承气汤。然大承气汤却未易下，凡心下满者，日与小柴胡加枳实、苦梗、

---

① 活人书：原作"活人方"，据《类证活人书》改。
② 致：原作"针"，据原书朱批及文义改
③ 吐：原书字迹漫漶，据文义补。

瓜蒌①、牡蛎汤宽之，更频进枳实、苦梗、半夏汤，待心下不满，则可解之证，宽解之，然后方可进承气汤荡涤。若心满之症未除，骤然下承气汤利去其气，其人反得结胸。仲景曰：伤寒本无结胸，因下之太早而成结胸者，正谓此也。凡邪气在表，且为攻表，未应便下，如邪气在表而强下之，则邪气虚结于心下，故心满痛为结胸之症。其脉反沉而紧，心下痛，按之如石坚者，大陷胸汤主之《局方》。如病在阳明，下之太早作结胸；病在太阴，不当下而下之者，因作痞结，并陷胸丸主之。若伤寒中风误下之，见其心下痞满再下，其病必愈甚，此非热也，胃气虚而客邪上逆，黄连泻心汤主之。《活人书》云：二症俱是心满，一为虚一为实，最宜详审。凡伤寒十二日为一经，一日太阳受病，发大热，头痛恶寒，四肢疼痛②，小便赤，渴；过十一日，其症初无变症；又十二日如初，无首尾，只在太阳一经，更不复传，治法只用麻黄汤攻之，太阳③自然安。亦有不起于三阳，初得病便吐泻，手足厥冷。盖其人本原虚惫，病便起于厥阴，宜可用附、真武、黑锡辈具，直攻厥阴，此为捷法并见《活人书》。

腹满有虚实第一百五

病有经发汗而腹④满者，有经吐后而腹满者，有吐后不解，血结在里而腹满者。经曰：发汗后腹满者，厚朴生姜甘草半夏人参汤主之。或太阳病误下之过，因而腹满时痛者，属太阳也，

---

① 瓜蒌：此后原衍"枳实"二字，与上文重复，故删。
② 四肢疼痛：原作"四肢头痛"，据文义改。
③ 太阳：此后原衍"攻之太阳"四字，与上文重复，故删。
④ 腹：原作"复"，据篇名改。

痛仍在表，桂枝加芍汤主之①；如觉中实痛者，却以桂枝汤、大黄。以上用药，以邪气未全入里，故于桂枝汤加减。若经五七日，大便不通，大满大实，有燥屎，是邪气入腹，里证已深，故腹满，宜急下之，合承气汤；发汗不解，腹满痛者，邪气入腹，急宜下之如上；少阴腹满，不大便，宜急下之如上药。以上二病，仲景三处皆深急下。急下者，谓不可更缓；若下之小缓，则病传入腑至少阴，而势危迫，必无救矣。

凡伤寒汗吐后腹满者，血热▢主之。若伤寒下后，心烦腹▢主之。大概腹满者，有▢吐者，气邪不正，不可不▢。

---

① 之：此后原衍"如觉中实痛者，却以桂枝汤主之"，与下文重复，故删。

卷之十

小腹紧有二证第一百六

凡小腹紧满，有小便不行而满者，问之小便不快利而无阻，而小腹有满，蓄血也。凡自心下满而至小腹者，是相实也，大陷胸汤主之；小便不利而满，即尿①涩之证，宜五苓散、八正散、滑石散、木通散《局方》；若小便利而小腹满者，此蓄血满也，分晓小便不利，今反利，为有血也。人曰小腹硬小便不利者，为无血也，是知小便不利即为尿涩，又非蓄血也。经曰：太阳热结膀胱，其人如狂而血自下。自下者，必但小腹紧痛，而血不自下者，可攻之，桃仁承气汤主之。二证或血或尿，有不同，治依上，看证用药皆作效矣。

烦躁证有虚实第一百七

有邪气在表而烦躁者，有邪气在里而烦躁者，有因用火劫汗而烦躁者，有阳虚而烦躁者，有阴盛而烦躁者。经曰：当汗不汗，其人烦躁。大凡太阳经中风，脉浮而紧，汗不出而烦躁者，大青龙汤主之；若六七日不大便，其脉实牢，绕腹脐痛而烦躁者，有屎亦燥也，大承气汤主之；若太阳初得病，以火劫汗，其人必烦躁，不妨以麻黄汤主②之；次用七宝洗心散凉解。又有阳微而自额汗，烦躁而不能眠，小承气汤下之；复有潮热，

---

① 尿：原作"屎"，据文义改，下同。
② 主：原脱，据文例补。

经汗后下凉剂太过，昼夜不得眠而烦躁起，满屋游行，睡起不定，脾气不寒，不呕不渴，复无表证①，脉沉微或六脉之大虚浮者，指泼泼②沉，重按指下则无力而绝者，此乃阳虚阴盛之证，用真武汤煎浸冷服，术附汤、四逆汤皆可下。若少阳病吐利，手足厥逆，六脉沉迟，烦躁欲死者，吴茱萸汤主之。依上用药皆可，然后用万全饮调理之。以上用药，并依仲景法度，然后又须以证脉相参，不可轻易应。结胸烦躁者死，发热下利躁者死，四逆利烦躁者死，厥逆不得卧而烦躁者死，又吐利四逆而烦躁者死；四逆恶寒而蜷，脉绝绝五六日，烦躁不得睡者死。全在临时审察，治之无不作效。

七气有虚实第一百八

三因者，以喜、怒、忧、思、悲、恐、惊七情之气为因之病。其症内有结块，始为在心间，不治又上胸膈，又不治上喉中，有一块如梅核，或如破絮，吞不下，吐不出，如此者皆七气所致，而痰为病之根，痰随气上而成此证也。大抵明虚实。予尝因官事③思虑过多，有得此疾，自盖此时则以酒过，内热不自觉，依法以苏合香丸、七气汤、四七汤服之，愈甚。自诊其脉而实，遂以小柴胡汤进之，颇宽。以次日更以大柴胡一服，下数行，并进推气丸和辰砂化痰丸各三十五粒，和合吞下，其病任愈《局方》。夫古书以七气汤主之，其论曰七情伤，初无治

---

① 复无表证：原书字迹漫漶，据《伤寒论》"下之后，复发汗，昼日烦躁，不得眠，夜而安静，不呕不渴，无表证，脉沉微，身无大热者，干姜附子汤主之"补。

② 泼泼：象声词，旺盛貌。

③ 官事：官司，诉讼之事。

疗之剂，大概以半夏为主，行以官桂，润以人参，和以甘草，痰去而肺经其病自愈《易简》。治法如此，和剂方并以四七汤相副而亦良，但皆不言七气证有虚实。或内虚而发者，信如上治法；或内热而发者，则其治也固矣。予自察脉通变，而以大柴胡、推气丸见前、化痰丸①而取效，此四药亦无非半夏化痰之功也。

积气痛有虚实第一百九

凡腹疼，或筑心而痛，或满腹脐上脐下，而或伤生冷而疼者，此真积气也，治法以平胃散、丁香煮散、感应丸、推气丸主之，并进宽中正气散。然有时服之而愈甚者，不明虚实故也。察其人而色痿，素畏生冷，六脉紧而弦，方可依上治法。若见痛连满腹，及筑心而痛，口渴唇焦，手足微冷，脉数而小紧，此乃里实而痛也，治法合行大柴胡；尤痛不定者，急以大柴胡②；而尤痛不定者，急以大承气汤中利之，其承气汤中倍加赤芍药、枳壳为妙。若只依上，以脾积发痛治之，非也。复有满起在于脐上脐下，吊两胁而痛者，此肾经虚耗而痛，治法见前，兹不再述。

心痛有虚实第一百十

人有患心痛③者，非真心痛也。盖自大热中日行来，以热酒饮之，否则食胡椒、姜、豉、辣汤，又或因人以热酒逼饮，饱伤胃脘，其病非心痛，乃胃脘痛。治法以黄连香薷散加大黄、

---

① 丸：原作"化"，据上文"辰砂化痰丸"改。
② 尤痛不定者急以大柴胡：此句疑衍。
③ 痛：原脱，据题名补。

赤芍药煎，去滓，入蜜一合，再同煎，一沸倾出，浸如水，浸冷服之，美效。不止，仍推气丸，或进洗心散；又不止，以大小承气汤利之，更用枳壳散加辰砂五苓散、茼①、车前草煎汤，冷调下，无不作效。只有鬼忤发痛者，心气不收敛，心虚发痛，惟苏合香丸主之，次进辰砂妙香散、十四友丸、酸枣仁汤，一切收敛心气之剂大效。或有心胞虚寒发痛，自②汗如珠，服诸药不效，依前治法。如痛不止者，真心痛也，纵使灵丹难矣。

不进饮食有虚实第一百十一

凡病后不进饮食，察其原沾病症，有虚实如何。若原受病属三阳经，干呕吐痰水，潮热，如此者，原病在胃经，仲景谓此关膈之病。关则不得食，膈则不得小便，盖用药不透，慎勿缩砂、红豆、良姜等剂，用此则发热，愈不进食。只宜小柴胡、小承气、推气丸见前，次依原病下药，自然病退进食。若其人虚寒证，原是脾虚横泄，四肢不潮，自汗，手足时冷，胸满膈壅，不思饮食，此真脾困，却宜进红丸子、不换金正气散、枣肉平胃散；四君子汤中加黄芪、粟米、白扁豆、山药，名八珍散，服此药开胃进食简易。服上药若更无效，则其人脾肾俱虚，宜进二神丸③《局方》。

破故纸四两，炒　肉豆蔻二两重。生

上为末，以二味同枣子四十九枚，以生姜四两切片同煮，去皮、核，以枣肉捣为丸，如梧桐子大，每服三十丸，空心盐

---

① 茼（qǐng 请）：中药名，即苘麻，功效清热利湿，解毒开窍。
② 自：此前原衍"不"字，据文义删。
③ 二神丸：原作"二陈丸"，据下文方剂组成改。

汤吞下，又服进食散。

陈皮　青皮　白豆蔻　甘草　官桂　良姜　红豆　川乌
诃子肉

上剉，各等分，每服三大钱，生姜三片、水一盏，煎至八分，空心服下，进三五服，却能进食。此方不须疑其热，但须要见得是脾虚，下之无有不效。大抵食不进，不可专主脾困，又当自肾元救起，故二陈丸与进食散兼而用之，取效必然。二药论并详《易简方》。

疟痢总论一百十二

经曰：无痰不成疟，无积不成利。是知治疟必攻痰，治利必攻积。予遍考览书，治法固多，方亦备俱，用之而无不速者。不速者，殊不知疟、痢亦有虚实故也。苟不明其虚实，妄意用药，其不作效者，无怪也。今予取疟、痢二症，明其虚实而用药，不致差误矣，使不观者易于采索云耳。

疟病有虚实第一百十三

疟病有虚症而作寒者，有实症而作寒者，有寒热似疟者，而非真疟也，有染于山岚瘴气而作者。其症有后寒而先热者，或先寒而后热者，或寒少热多，或热少寒多者。最要察其虚实，不可一例用药。假如实症作疟，太阳经中寒邪，六脉洪数，微微发寒，手足冷，不摇振动，良久大热，小便赤，大便坚，治法宜以用人参败毒散中加大黄、苍术，先进之五七服，即用小柴胡汤七服，然后以大柴利之，既得通利，病当除。不止，非承气汤不除；利后故宜用辰砂去桂五苓散，茴香汤下，又进推气丸。如此治之，无有不安。乙亥年疟疾盛行，予尽依上奏功，亦不必用常山等药截之，自然安可。剂或不止，于喝住散投截之即安以上《局方》。

喝住散

知母一两　常山　槟榔各一两，生用　甘草一文

又一方，去甘草，加贝母。

上以剉散，每服五钱，水一碗，浸一宿，次早就饭甑上蒸，取青汁空心冷服。或用极热汤泡一宿，晨早冷服，仍留滓再煎，于午前又服。以上治疟实症，如前用药，万无一失。凡作疟症者，诊得有脉来迟涩或濡弱，或拍然洪大，按之不足，其人先寒后热，或先热后寒，发将止则自汗出，小便频滑，此乃荣卫俱虚，外中寒邪，阴阳不升降，气血不均，失度走泄。本邪气与正气分争而发虚，最忌用麻黄发表，当助荣救卫，使荣卫后盛，则邪气自退。亦不可妄用常山药，截之太早则经一吐后，其人本血气俱虚，吐后吐乱，血气伤损，经络搐逆，脏腑愈难得安循。至于休息，虚者有之。凡此疟后汗出者，即荣血不足之候也，治法先用大料秦艽散，次空心进养荣汤，就用吞来复丹升降阴阳；当发日早量时加桂小柴胡汤，名曰等疟散。仲景云：寒多热少，小柴胡加桂；寒少热多，小柴胡加黄芩；寒热多般则桂、芩相等服之，则寒热平分。然后于小柴胡内增损，就加喝住散服之，不觉而止，却以藿香正气散倍加黄芪、人参、零陵香①同煎，就吞妙砂丹及来复丹；如汗更不止，更服妙香散。依上用药已遍，病轻苏而时或又作，不断根，宜服单附汤、单乌汤，无不作效矣。

---

① 零陵香：中药名，功效解表，行气，止痛，驱蛔。原作"凌香"，据方义及文义改，下同。

秦艽饮

人参　白术　茯苓　粉草　当归　地骨皮　川芎　防风

木通　黄芪　羌活　白芍　鳖甲　知母　常山　前胡　柴胡

秦艽　木香　五加皮　官桂　黄芩

以上热多加黄芩，寒多加桂。如觉身体疼骨痛，加没药、天仙藤、石楠藤。上剉一料，作六十服，姜、枣煎。小便不利，加车前子；热多，加苦蘵根，或以青蒿煎，并不问他药，只久久服此，以尽为度。却进养荣汤见前、等疟散，再进香茹散三服《局方》，加蜜一匙同服；又进喝住散见前；又藿香正气散加零陵香，妙香散《局方》。单附汤以绵附子一只，和皮切成片子，生姜五两切片，同附子下锅内，以水三碗煎，只取八分二碗，以绵滤去滓，取净汁，就露一宿，次早当发日清晨冷服，其疟根永除。如是山岚瘴气，治法合行不换金正气散中加黄芪、人参，仍以养胃汤调理《局方》，于二药中加喝住散半钱，同下妙。单乌汤，用川乌一只，与下单附制与附子同法，但附子理寒，川乌逐风，寒伤卫宜附，风伤荣宜乌。以上用药屡验，一按古书，并予已诚之效，万不失一。

痢疾有虚实一百十四

痢疾者，皆因脾经受积。既曰脾经受积，必是脾虚寒有积而成，下得谓之实症。然有所谓实症者，以其人脾气本虚，由大暑热中行来，中脘感暑气，发热作渴，饮冷水过度，先致脾虚水泻，次变成利。外症发潮热，发渴，小便赤色，如此者皆当先用参苏饮三服表之，次进黄连香薷散五六服。或腹痛不可忍者，即于黄连香薷散加芍药一分、木通一分同煎，去滓净，入蜜一匙再下，煎一沸倾出，待微冷服；如痛少止，即进五苓散十服，分利小便，则水下行，谷道决然轻减；当若①痢而其痛如刺者，以五苓散吞青木香丸，仍下乌汤《局方》。盖血多者，有热宜进七宝散饮《居士方》、辰砂五苓散，切不可便用粟壳。若去里结后重，即用阿胶丸，以黄连、甘草炒、枳壳赤色煎汤吞下，当见少止，即用斗门散、五苓散二药和合煎服，吞水浸丹《三因方》，每服下三五丸，以乌沉汤吞下推积丸，无有不止。若见下利纯白，亦先进参苏散表之，次进真人养脏汤吞来复丹，又下千金大养脾丸，并以水煮木香丸和豆蔻固肠丸，加香附子煎服《局方》。更每日以水浸丹五七粒，用五苓散吞下，分利水谷；如腹痛甚者，五苓散、木香丸分利之《局方》；觉少止，却以茱萸连同炒各半丸，用：

　　吴茱萸二两　　黄连二两，去毛

上剉碎，黄连成大块，二味同茱萸炒，以黄连赤色为度。倾出纸上，以碗覆之，候冷择开。二味各研为末，丸如梧桐子大，分作两处：赤者用黄连丸，甘草汤吞下；白者茱萸丸，干姜汤下；赤白相兼半而五花者，二姜各下三十丸，和合以来复丹吞下，若以五苓散吞下更好。仍进香朴丸，紫丹厚朴②五两为粗末，洒姜汁炒，木香三两，候厚朴炒赤色方入。上以二味为末，丸如梧桐子大，每服三十丸，米汤吞下。又一症，单泻黑血无度，诊之脉涩，此荣血气妄行，流入大肠，名曰胃虚血利，法用胃风汤《局方》。又一症，妇人产后腹痛而血利者，先用乌沉汤，次用四物汤内去地黄，加干姜、黄芪、当归、粟壳，蜜炒同煎，下醋一滴服；又用黄连二两，切碎，以石灰同炒，

---

① 当若：倘若。
② 紫丹厚朴：疑为"紫油厚朴"之误。紫油厚朴，厚朴别称。

令赤紫色，去灰为末，用鸡卵碎顶，倾滴出黄白置碗中，下药五钱搅匀，又倒入原壳中，就于饭上蒸熟，剥去壳，以刀横切取方块，空心米饮吞，立效。又有一症，血箭射者，此非痢也，用附子。此缘气滞防血妄行故也，宜用：

木香顺气散

苍术　茯苓　香附　木香　厚朴　枳壳　乌药　当归　芎䓖　苏叶　甘草　人参　黄芪

上剉散，每服三钱，水一盏，枣子煎服，连进十服；次服养荣汤见前，用白鸡冠花、乌梅、地桃根、马蔺根同煎，十服即止。又一症，下痢血水如破鱼水同，满腹痛，小便不行者，先进鸡苏丸子十帖，次用酒煎五连丸、阿胶丸，良验。

再论总疟痢用药第一百十五

凡治疟不离常山，便下常山，而一服截欲住疟者，不是手段；治痢不离粟壳，而一服欲住痢者，不是手段。盖常山能吐人，粟壳紧涩亦能吐人，用之大服，倏遭一吐，则搅逆阴阳二气，必发塞噎，变生他症而病难安矣。大抵疟生于痰，令先治痰，使疟发渐轻，进食无阻，只为便用调养荣卫药中时，旋加喝住散一钱入药服，不觉而止。若是性骤用常山截疟，方一发吐，一吐之后阴阳错乱，不得即安，戒之戒之！痢生于积，合先用药治积与调正脾胃，进美饮食，使痢减次而渐止，待粥食日进，只自使用正脾气药内时，旋加入粟壳半钱，则痢自疏减而得向安。若急性骤用粟壳，则涩紧发呕，累气搐逆，痢不能安，戒之！戒之！又喝住散乃私方，常山生用，所以其性最烈去痰。然粟壳最要去尽膜穰，剪碎，以好酒、醋腌匀，却以锅内炒，令粟壳赤色，然后并用蜜，量多少滴入更妙，令蜜匀倾出摊，于旋时加入药内同煎，美哉。

中风有虚实第一百十六

中风古方尽扫之于方首，今予编八方缀之终。盖中风治法自是一科，与伤寒中风不同施治，既是每一病必分一虚一实，则伤风伤寒自是虚实相对，用药自有等差，予取此二方证。

凡卒暴中风，手足轻弱不能举动，外症自汗者，虚中风也；若手足强急，口眼㖞斜，伸缩痛者，实中风。假令乍中风，眼闭不开，牙关紧急，口噤，不省人事，痰盛，药不得下，急宜吐痰，用稀涎汤吐出风痰，令人省语。

稀涎汤

皂角一条，去黑皮，火煨，挪水半盏煎熟以　白矾八分，研　胆矾五分，研，只二味另加

上二味，研烂，以皂角汤调灌之，二盏退久，吐痰必醒。却以青州白丸子一帖研烂，以僵蚕煎汤灌下，又用全竭膏研烂，以薄荷金银汤调下灌，却又方用苏合香丸散气，并进乌药顺气散七服，看其势定，且只为清痰疏气，不得骤用风药，如中左中右，只听①其坏一边半身不遂，俟其半不遂②，足不能动摇，而中风方定。若大便秘结，不得轻用药利；则若不能言语，亦且听之，但一面宽痰顺气，使其醒觉人事，更进得饮食。如手足冷者，于乌药顺气散中加熟附子，又用三生饮加僵蚕煎服；若诸症稍定，前药皆不可止服，渐进解语汤使之渐能言语，仍进苎蝎汤私方、竹沥汤，投此二药，言语渐出。予足半身不遂以

---

① 听：等候，待。
② 遂：原脱，据文义补。

定，却进排风汤、续命汤。姜附煎，加竹沥服之。以上疏气消痰顺气之剂不可止，仍前频服，然后自制青州白丸子，常保十分之五，终是①废人。以上药品正见《局方》。

解语汤

羌活　防风　天麻　人参　川芎　酸枣仁　官桂　甘草　羚羊角

上剉散，每服二钱，水一盏，煎入竹沥半盏，再煎一沸服之。

竹沥汤

治中风不能言语，即解语汤。

取竹沥法，用青竹竿每截一尺五寸，砍作两片，以砖二片对立，架竹在上，中间用火烧，逼其沥两头流出，用碗盛之，待沥尽，以水浸冷入药，防沥酸。若有热，宜荆沥，用其取黄荆柴，如前法取之，荆沥亦然。

独活汤

治风懿，不能言语，半身不遂。

独活　官桂　甘草　白芍　川芎　瓜蒌根

加防风、羚羊角。

上剉散，每服三钱，水一大盏，姜、枣煎，去滓，入生葛汁一盏，各同服，入荆沥、竹沥同服亦可。

干姜　黄芩　当归　甘草

上剉，煎入竹沥、荆沥服之。

又方，亦名续命汤

---

① 终是：原作"是终"，据文义乙转。

治患风，人久卧不起者。

麻黄　石膏　官桂　杏仁　芎劳　干姜　黄芩　当归　甘草　附子　半夏　防己　枳壳　茯苓

上剉，如前煎服之。

大续命汤

治八风、十二痹，偏枯不仁，手足拘挛，不能屈伸。

乌头　白芍　防风　麻黄　人参　杏仁　石膏　干姜　正芎　茯苓　黄芩　官桂　胡椒　甘草　当归

上剉，每服五钱，酒一盏半，浑温服之。

大排风汤《和剂方》

治半身不遂，口不能言，偏枯不举。

防风　附子　麻黄　杏仁　白术　葛根　独活　防己　当归　人参　茯神　甘草　石膏　桂心　白芷　白鲜皮

上剉，每服三钱，水一碗半，煎八分，空心温服。

又方，亦名排风汤

治风邪中人，口噤不语，闷绝不识人，面目、手足骨节肿痛。

侧子①　升麻　犀角　羚羊角

上散，每服焙成末，以水煎二服。

大八风汤

治中风，人手足不遂，偏枯不仁，恍惚喜忘，肢体疼痛不能起止，或舌强不能言，皆内体虚如此。

---

① 侧子：中药名，为乌头子根之小者，功效祛风散寒，除湿，止痛，有大毒。

乌头　黄芩　白芍　远志　独活　防风　正芎　麻黄　秦
艽　石斛　人参　茯苓　石膏　黄芪　紫苏　当归　升麻　大
豆　杏仁　干姜　桂心　甘草　五味子

上剉，每服五钱，酒一碗、水一盏同煎温服，日进四五服。

芎䓖　杏仁　麻黄　黄芩　桂心　当归　石膏　秦艽
干姜

上剉，以水三升煎，分作三服。

凡中风舌强不能言语者，以风中肝脾二经，论辨在前。今
查治法用附子，此《千金方》竹沥汤，主脚弱不能行，不进饮
食，不能言者。

千金竹沥汤

葛根　黄芩　防风　麻黄　升麻　官桂　附子　秦艽　细
辛　干姜　甘竹沥

上剉，每服三钱，水煎八分，入竹沥半盏，再煎一沸服之。

大竹沥汤

治症如前者。

竹沥　人参　细辛　石膏　生姜　乌头　防风　独活　白
芍　黄芩　茵陈　麻黄　干葛　防己　官桂　茯苓　甘草
芎䓖

上剉，每二服，水煎八分，入竹沥、荆沥同煎，一沸温服。

又竹沥汤①

治中风，噤口不能言，四肢痛不遂，此方大有神效。

竹沥　当归　秦艽　防风　干葛　人参　白芍　防己　附

---

① 汤：原脱，据《备急千金要方》"竹沥汤"补。

子　细辛　茯苓　通草　官桂　白术　甘草

上剉，每服五钱，先以竹沥半碗，渍半月①，下水，煎至八分，温服。

大鳖甲汤

主中风拘挛，口不能言。

鳖甲　防风　麻黄　半夏　白术　杏仁　干姜　人参　石膏　甘草　犀角　雄黄　大黄　麝香　薤白　乌梅　枣子　赤豆　贝齿　吴茱萸　青木香　羚羊角　麦门冬　茯苓　白芍

上如煎剉，每服三钱，水煎八分，温服。日进三服，夜进二服。

凡患中风，人多热，宜服此二汤，以解心脾之热，并治不能言者。

二沥汤

竹沥　荆沥　生姜取自然汁

上三味，等分和均，温服。

又一方

竹沥　葛汁　姜汁

上三味，同煎服最妙。

苣蝎汤

治中风口哑，不能言语者，大效。

全蝎三十只，汤泡去取吐中不洁，取稍去毒。以上并见《千金方》

上一味，焙干为末，用青苣十条浸水冷调，食后服。

以上方治卒中风，并是先治痰气，后下风药。惟古书每中

---

①　月：原书朱批作"日"，义胜。

风便劈头下千金续命汤，或者以为骤下此则风不中，四服出表既安，后又再中，所以先须疏气消痰，使病症已定，除去风邪①，谓此说亦未为非。近世盱江黎水月治卒中风，打头便下续命汤，其中多有增损，又取西州小续命汤服，此二汤后方投《和剂》乌药顺气散、三生饮、省风汤之类，此先后次第序，各人机变之不同也。

乌药顺气散

治风，散气。

乌药　桔梗　白芷　川芎　甘草　陈皮　白术　麻黄　枳壳　干姜　人参　半夏　僵蚕加

上剉，每服二钱，姜、枣水煎服。

三生饮

治卒中风，疾昏，不省人事。

南星　川乌　附子　木香一方有　防风　甘草除　川乌　附子　木香此三味

上生用剉，每服三钱，水一盏半、姜十片②煎，温服。

省风汤

附子　南星　全蝎　川芎　防风

上剉，每服三钱，姜十片、水一盏煎，温服。

大省风汤

治卒中风不言。

南星　防风　甘草

---

① 风邪：原书字迹漫漶不清，据文义补。
② 片：原脱，据文义补。

上剉，每服五钱，姜十片煎，温服。

黎昏①卒暴中风，仓卒之间，何者为治？不过乌药、附子、南星、木香等最为妙，切用，亦当审其人虚实，然后投药，万无一失。诸方用药皆相近，但各有少差。今集于三生饮下，以便采择。

气盛人但用星半汤

南星　半夏

又一方，加人参、乌药、甘草三味。

上二味剉，每服二钱，姜十片煎服，仍以酒化苏合丸，间有风之人先宜服此，次进治风药。

气虚人用香附汤

附子　木香

上二味等分，每服二钱，生姜十片，同煎服。

一法用南星香附汤

南星　香附　木香

上各等分，生姜十片，同前煎服。

一法用三建汤

附子　川乌　天雄各一只　生姜六两

上剉，水三碗，煎服。

又方

附子　天雄各一只　南星二两，去壳　全蝎半两　生姜六两

上剉，每服二钱，生姜十片煎服。若涎闭牙关，不省人事，口噤不开，最宜用之，此是赵奉详方。

以上治方，先理痰气后祛风，各各备具，但中风人不省，

---

①　黎昏：到了黄昏。黎，比及，等到。

口噤①不开，合先用此嚏鼻药，令其喷嚏苏省，方可用药施治。

通顶散

黄踯躅又一本用皂角　细辛　雄黄各一分

上二味为末，研入雄黄，嗜中涎出喷嚏即消。

一法又用开关散

治牙关紧急不能言。

细辛　皂角　半夏

上将为末，嗜入鼻中。

一法治牙关不开。

用白霜梅肉擦牙，更以菖蒲末安舌下，通心气即效。

八味顺气散

人参　白术　茯苓　乌药　青皮　陈皮　白芷　甘草

上水煎温服，加南星、木香以苏痰气。

以上治中风编集诸方药，以备急用。一一如前，依古贤法度以效之，方不误治病矣。

凡中风人，大便秘结为顺度，最忌大便不禁，小便不收，此为逆证。若中风之人大便秘，虽十数日无害，治法用麻仁丸，仍用火麻子生研取浆，旋入白粥内服之，又进苏麻粥。若闭苦甚，用四顺清凉饮，仍作蜜充用之，良验。若自利频并，为风中大脏，急于顺气散内加附子、厚朴，又用排风汤、续命汤中去黄芩，加厚朴、茯苓服。若有汗，则于二药汤内去麻黄，加干桂、干葛、黄芪、当归服。若发潮热，口眼歪斜，手足强

---

① 噤：原作"集"，据上文改。

直而痛，无汗，不记人事，亦如前用稀涎汤、通顶散、开关散，却以人参败毒散中加麻黄、防风、黄芪、荆芥，连进五七服，更下透水丹《局方》、全蝎膏见前常服，只以败毒散加防风、荆芥亦善，并进解语汤，多服青州白丸子，深久而自效。凡看中风症，六脉浮洪而数弦长实，眼闭，口噤牙关，手足强急，把捉①皆无害。虽中半遂，听出手足上来，尤可保生延年。若诊其脉迟缓而微无力，外证目直视口开，气粗痰涎盛，四肢解放，大小便不禁，两面颊车红者，必死之候也，不在治列。

上治中风卒暴，一一编集于前。依此治法，万不失一。其或危迫，视症察脉在临期消详。大概风候之脉洪弦数长，用药调得脉平，已有可安者。一辛②中风而脉迟缓，非久安延年之症，习学者不可不察。寒中、湿中、气中、暑中，各有例于前，兹不再具。

千金竹沥汤

治四肢不收，心神恍惚，不知人事，不能言者。

竹沥　芎䓖　附子　防己　人参　芍药　黄芩　甘草　官桂　生姜　石膏　杏仁　麻黄　防风　生葛汁　羚羊角

上十六味剉，每服五钱，水五升，煎取二升，作六服，日三夜三，留滓并③。

---

① 把捉：掌握。
② 一辛：疑衍。
③ 留滓并：此后疑有脱文。《备急千金要方》原文作："上十六味㕮咀，以水七升煮减半，纳沥煮取二升五合，分三服，取汗，间五日更服一剂，频与三剂，渐觉少减，仍进后方。"

予编集诸症，一一分虚实，其秤停①用药，尽合平生览遍古书经验。今取伤风、伤寒居卷首，以中风居卷终，通计十卷，于一百一十六章，每章句解，落定虚实，用药温凉，斟酌轻重浅深，明脉行于众，并求同门高浅之士订正，或足以助圣朝好生之药云。

加减小续命汤

麻黄一两，去节，气实者全用，虚者用一半，以威灵仙代一半　南木香不见人　缩砂　人参去芦　芎䓖　甘草炙　防己　杏仁去皮尖　桂心　防风　附子炮净　白芍　独活以上十二味各一两　川乌炮，三钱　黄芩七钱

上每服三钱，姜五片、枣三枚水煎，温服。诸风服之无不效验。

□风汤

治风气湿热走注疼痛，麻木不仁，其脉浮弦而缓，□不足之症也。

人参　白术　茯苓　当归　川芎　芍药炒　柴胡　黄芩炒防风　荆芥　秦艽　杜仲炒　天麻一名定风草　细辛　羌活　枳壳炒　甘草各五分

上剉，生姜三片、枣一枚煎服。若阴虚痰火人，加竹沥、姜汁；若气虚加黄芪、附子；若口眼㖞斜，加僵蚕、全蝎炒；温热，脚重肢疼，加苍术、黄柏、防己、薏苡仁各五钱服之。

草乌　红豆　猪牙皂　大半夏　白芷　细辛　硼砂

治背发，先服一醉散，次灸，傅艾先生方。

---

① 秤停：衡量斟酌。

白附子　白芷　细辛　三棱

上均分，酒煎服。

治小儿腹痛。

人参　黄芩　木通各三钱　赤芍　良姜　干姜　小茴盐炒

枳壳　柴胡　玄胡此八味四钱　山药　神曲　赤茯苓各五钱　甘草

上姜、枣、谷牙①煎服。

---

① 谷牙：谷的萌芽。苏轼《答王幼安宣德启》："如焦谷牙，如伏枥
马。"原作"牙谷"，据医理乙转。

校注后记

一、作者及成书考证

本书正文卷端无署名，丹波元胤《医籍考》著录本书为"亡名氏虚实辩疑示儿仙方十卷"。书中有作者对其医事活动的零星记载，可为考证其身份提供一定线索。"小便血有虚实第五十三"中有"予先君治之"的记载，结合书名中"示儿仙方"，可知其应出身医学世家，且至少传承祖孙三代。"治挑生第七十一"载"予往年处馆于宁都寨官陈家"，可知作者早年有在宁都（今江西省赣州市宁都县）私塾教书的经历，以及文中多处提及的"讼""官司"等，推测其早年曾习举业，而后或因变故弃举业继承家传医学。

关于作者生活年代，"治挑生第七十一"所提及的"寨官"，为宋代在南方少数民族地区实行羁縻政策所设置的汉族职官，元代便废止；"挑生者，江南无之，惟深广之人用之"中"深广"一词，为宋时习语，特指两广中部及南部非溪峒之地，可见作者生活于宋代无疑。而书中引用他著中成书最晚的《是斋百一选方》成于公元1196年，其他还有数处年代信息："辛丑年官守宁都""余己酉年四月""乙亥年疟疾盛行"。据干支纪年，南宋晚于1196年的辛丑年及己酉年，均只有一种可能，即南宋淳祐辛丑（1241）和淳祐己酉（1249）；但乙亥年有嘉定乙亥（1215）和德祐乙亥（1275）两种可能，参考李立新老师在《疫病与两宋东南社会》中对疫病史的考证，1215年东南地区未见大疫记载，而1275年则有"大疫，民亡者几半"（《八闽通治》），推测书中乙亥年为公元1275年可能性较大。

综上所述，作者应生活于 13 世纪的南宋末年。

关于作者生活地区，由书中收载惟见于深广的"挑生""中蛊毒"，可推测作者应行医于该地区。书中还另有其他蛛丝马迹，"误汗过多舌卷不能语第十"载"余己酉年四月，有里人谢中夫乃子，梅州放鱼，子归发潮热"，梅州即今广东省梅州市，地处闽粤赣三省交界，与赣州接壤；再结合前文宁都、深广等地的经历，作者有较大可能生活于粤赣交界的赣州、梅州附近地区。

综合上述，可大致勾勒出作者南宋末年生活于赣州、梅州附近，早年习儒的民间世医形象。

本书具体成书时间同样也不可考，据作者在世年代，结合书中医事记载，推断本书约成于 13 世纪后期，不早于 1275 年。

二、版本考证

本书在《中国中医古籍总目》《中国古籍善本书目》《中国古籍总目》均有著录，内容基本相同，显示国家图书馆藏明万历乔山书社刻本为目前现存唯一版本。此版本（馆藏善本书号：15269）共一册，木刻本，半叶 10 行，行 23 字，白口，四周单边，双黑鱼尾，版心有书名、卷号及页码，牌记示"万历仲春吉月乔山书社梓行"。全书无署名、无序跋，正文前有总目。

由此版本书名中"新锲"二字可知并非初刻版。丹波元胤《医籍考》著录本书为"亡名氏虚实辨疑示儿仙方十卷"，丹波元简《金匮玉函要略辑义》《观聚方要补》、丹波元坚《杂病广要》引本书均以《示儿仙方》为名，而无"新锲"二字，推测应有早期版本流传至日本，但遗憾未能传世。古代目录文献中仅见《医籍考》著录本书，可见其流传不广。

需指出的是，此刻本由乔山书社刊刻，该书坊系明代建宁府建阳县乔山堂刘龙田经营。刘氏刊印图书重实用性，适合大众阅读，所出版医药著作对医学理论发展有一定积极贡献。但是建本古籍存在一定通病，往往校勘不精，错讹颇多，不但文字、句读差，还时有任意删节。明代学者、藏书家郎瑛曾言："我朝太平日久，旧书多出，此大幸也，亦惜为福建书坊所坏。盖闽专以货利为计，凡遇各省所刻好书价高，即便翻刻，卷数目录相同，而篇中多所减去，使人不知。故一部止货半部之价，人争购之。"建本因其价廉而畅销四方，存世数量较同时期其他刻本更多，许多明以前古籍目前仅有建本存世。此刻本便是典型的建本医籍，不仅频见错讹脱衍、前后不一，且有经删改的可能，如"刺胁有虚实第二十八"注明建脾散可"见二十六章"，但经查并无相关内容，这无疑会影响对本书学术价值的理解和研判。

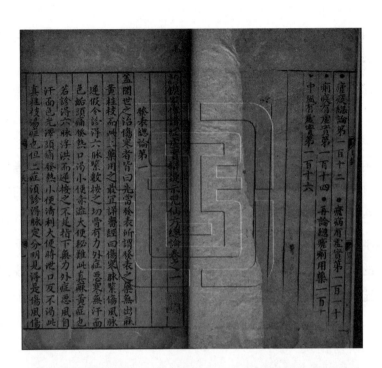

發表總論第一

盖闻世之治伤寒者皆曰先當發表所謂發表者
無出麻黃桂枝而已藥用之最宜詳審經曰發汗脉
緊傷寒脉緊傷風脉緩傷風外症惡寒無汗面
通假令诊浮有力外症惡寒無汗面色㿠頭
痛大渴此真麻黃症也若诊浮六脉浮洪而遲按
之不足指下無力外症惡風自汗面色光澤頭發
熱小便清利大便時泄口反不渴此真桂枝症也
但二症頭诊浮脉定分明见浮是伤風係

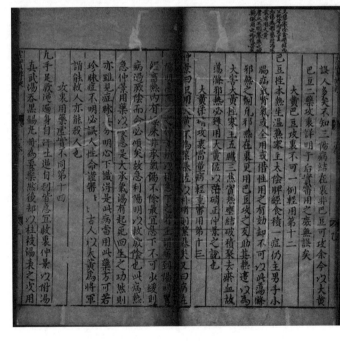

設人多矣不知三傷病結在裏非巴豆不可坎余令以大黃
巴豆二藥坎裏詳明于后實審用之庶无誤矣
大黃巴豆坎裏主大凡脾經食積一症仍主男子小
腸疝气肾气或全用之有劾却不可以此為瀉
邪热之需用巴豆坎之又能結熱遂以助其热故
大黃巴豆坎寒主五臓三焦實热堅結破積聚去瘀血故
萬滁邪热必釋用天黃坎以砒硝正仲景之说也
大黃洋的攻裏當盡病輕重審用第十三

經過熱内寒以下柴非氣傷不係柴急下不可必緩則
急仲景用藥以下柴柴急是大永氣湯有起疢回生之功然則
病過敦金而愈矣故恶候欲下以此病熱
亦雖见症脉已下分明心下识人性命谨審上下古人以大黃為將軍
韻候救人亦能殺人也
次裏用藥症虛不同第十四
九手足厥滑遍身自汗土逆旬利省危而急用
真武湯吞黑錫丸前為喜藥然後却乃桂枝湯表之火用

胸中煩燥舌赤如血唇紅以冊煩燥心熱攻
上焦陽內受之名曰焦煩渴疾水於標中若熱畜于中脾虛受
之伏陽內蒸消穀貪食雖多不長肌肉喜飲水小便頻數
渴如米汁甜如蜂蜜名曰消中又名脾消渴中焦水之
海若熱水一味便亦且昨其精髓枯竭多飲水而不消
其欲水一味便去反倍其勞亦名曰消腎又名急消屬下焦
眼澁痰細衃不能步名曰渴疾水無度必傷五臟故水象兩溢在下焦腎
夫以虛熱日盛而飲水無度必傷五臟故水象兩溢流出
經絡沒益而散于皮膚肢腫故內火熱之為降疽瘡瘍

寒之潤裏溫下焦上則蒸薰于肺上焦
心火不熄濟心光上炎上則蒸薰于肺
元火火不熄濟心光固其本冀空心炎上則消腎
而真飲冷難先固其本冀空心炎上則消腎
進龍齠飲如止止吊母藥入見后亦有色慾過度耗損者
之方役若飲酒不節食鹹蘭燥內炙遠精下胃故煩渴宜
心以飲酒不節食鹹蘭燥內炙遠精下胃故煩渴宜
寒之潤真蔡重回乾煩燥二臍圓結法當治六熱一便
腎氣八味先

　　熟地黃　　山茱萸　　綿附子
　　白茯苓　　牡丹皮　　山藥　官桂　澤瀉
冊大兔系子先　互用熟后却進清上冊之劑
而大兔系子先互用其本冀腎腎氣八宋先交泰

龍菖鎮心冊此宜上安心經下潤腎元兔交泰冊亦妙
並見前又一方用水仙冊最妙

水仙冊　　山藥　　兔絲子
　　茯苓　　蓮花頂　　肉蓯蓉
鹿茸　蜀椒　熟地黃　山茱萸
蓮肉　青鹽　綿附子　各等分
右為末酒糊為丸如梧桐于大每服五十九此藥不借燥
應九元氣不足之人皆可當服
肝不攝血令人夜臥不寧治法與上盜精症同治已上諸
頹脫肉等症治各例病藥有惟然遇此病皆常用
一猴兔軋凝

治桃生第七十一
　初試于常思氮之吃未谷精緊亦卒可食姑存以備用
扎生者江南無之惟深廣之人用之以崇佞陳者其毒藥隨
狼去虛梅緊能喜𣸸任意食之緣十救簡肌肉頹後如
飲食裡之以雞肉中挫之如有覺者則終不
食雖勾則無害緣食雞肉則病痊瘀疹如蟲影醫者不識
作腫治之非也此病無化藥惟雄毛肉最妙予往年庽館
于紫都柔官陳家平湓南安人專吃啫食鯔肉以此食之
不初不覺而食之如狸肉雞而滯平莫見伐謂此物殆治

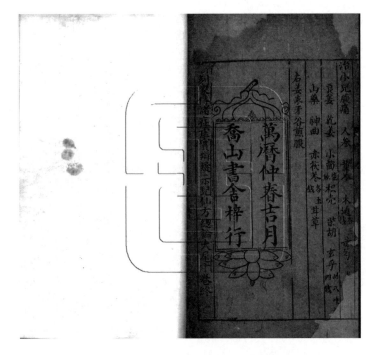

图 1　国家图书馆藏明万历乔山书社刻本

三、编撰特点

　　《新锲家传诸症虚实辩疑示儿仙方总论》全书共十卷、一百一十六篇，以病证为纲逐篇论述，涵盖诸风、伤寒、痰饮、诸虚、泻痢、癫狂、眼目口齿、时疫、蛊毒、疮肿、伤折、妇科、男科等诸多疾患，收载方名、药物、功效悉具的方剂百余首，其中私方11首。本书作为民间医家编写的个人方书，编撰风格与官修书籍明显不同，颇具特色：在编次上以病证类方，便于病家急症的快速选方用药，临证实用趁手；在内容上则简要质朴，删繁就简，以病证为纲，从病因、病候、脉象等理论探讨着手，采方简要，论理清晰，力求治法简约而有理可据。引用前贤经方、验方虽众，但并未着过多篇幅，如书中多处引用局方，此类方剂几经名医之手削定，配伍严谨，炮制规范，当时购买成药十分便捷，因而书中对原方照录者大都未具组成用法；仅对芷蝎汤、喝住汤等家传私方，或是自身对经方有所发挥者，才详述组方、加减、服用及炮制方法，进行深入阐发。

书中常引用经典医著文句以佐证其观点，但经查考原书，大多未见记载：有与原句稍有出入者，如"发表总论第一"中"经曰：伤寒脉紧，伤风脉迟"，《内经》原为"伤风脉缓"，或为作者笔误，抑或是参以已见；也有出处有误者，如"腰痛有虚实第六十一"，"经曰：有痛皆为实，无痛即是虚"，原句应是"病者腹满，按之不痛为虚，痛者为实，可下之"，出自《金匮要略》；更有修改提炼原句文义者，如"伤湿自汗第二十一"中"仲景曰：治伤湿不利小便，非其治也"，经查《金匮要略·黄疸病脉证并治》中可见"诸病黄家，但利其小便"及"湿痹之候，小便不利，大便反快，但当利其小便"等与其义近；还有未见原文亦难考出处者，及引方与原方有别者，兹不赘述。可见作者虽广读医籍，但著书时手边并无原著可供查考，对前贤之说仅凭记忆概括提炼，个中原因可能是医籍价高无法负担，也可能是四处行医携带不便。

值得一提的是，上述"治伤湿不利小便，非其治也"，与"治湿不利小便，非其治也"之说仅一字之差。后者目前学界普遍认为出自明代虞抟《医学正传·卷之六·黄疸》，而本书成书时间远早于明代，虽无法证实此名句是否为本书首创，但无疑可为考证其出处提供新的思路和线索。

四、学术概要

1. 首辨虚实，执简驭繁

"八纲辨证"是中医基本辨证纲领，古代医家往往以阴阳为总纲，如张景岳在《景岳全书·传忠录》中言："凡诊病施治，必须先审阴阳，乃为医道之纲领。阴阳无谬，治焉有差，医道虽繁，而可以一言以蔽之者，曰阴阳而已。"本书总冠"虚实辩疑"之名，各篇也大多名以"虚实"，可见此为全书辨证施治之准绳。但这并非是将辨证简化为邪实正虚二纲，而是强化了虚实的指导意义，即先总以虚实明确病性，再结合其他辨证纲领来确定治则治法与用药。如"腹痛有虚实不同不可一例用药第十五"中，"凡腹痛有虚实，有寒而发痛，有热而发痛者，不可一例作气治之"，"凡痛者，小腹连脐左右上下疼痛，或作水泻，手足逆冷，如此者，真虚寒也"，"若是痛刺两胁至乳下，连心中，怫郁而刺，牵引背饭匙骨下而痛，大便赤，泻频，并如此者，乃是实热而痛也"，"凡阴虚发痛者，其脉迟而紧；阳实发痛者，其脉数而弦"。先分虚实，再细分虚寒腹痛、实热腹痛、阴虚腹痛、阳实腹痛。又如"哕症有虚实第七十六"，"哕症者，病人喉中发声作哕也，其病在胃经，病人发热以作哕者，此胃热也"，"若其人本无哕症，不当下而误下之，或中风寒湿三者，下之太早，致胃气寒而上逆，故作哕。此乃医者不明虚实，用凉药过之多胃寒而致"。亦是先明确哕有虚实，再分实之胃热、虚之胃寒论治。

虚实是辨邪正盛衰的纲领，疾病产生及其轻重缓急、演变转归等，主要受邪正关系的影响或制约。《景岳全书》曰："实言邪气实则当泻，虚言正气虚则当补。"周学海曰："虚实者，病之体类也；补泻者，治之律令也。"以虚实来统领辨证体系，虽未必最为稳妥周全，但确实可以起到执简驭繁的作用。

2. 分层施治，步步为营

本书病证结合，以病证类方，但并不固守专方，而是一再强调"不可一例用药"，于复杂病情中随时调整，分层施治，以求契合病机，方证相应。如"伤湿自汗第二十一"中，"先用和气散，即五积去麻黄；次用不换金正气散、参苏饮；觉宽即五苓散加黄芪、人参，利其小便，又进白虎汤加苍术服。若手足痹而挛曲者，防己黄芪汤吞防己黄芪丸；不效，即用术附汤、除湿汤"。据伤湿自汗各病程病机特点，分阶段论治，先健脾扶正，后化湿祛邪，并兼顾痹痛挛曲等兼证。又如"泄泻有虚实第三十一"，治法以"藿香正气散内加干姜、人参、黄芪；次投养胃汤，下部以黑锡丹镇坠；如不止，宜秘传降气汤吞来复丹，为升降阴阳，然后以前所主药治之；复以五苓散分利水谷；又不止，术附汤加厚朴、木香，真武汤内加亦可"，"如上用药而全不效者，此又是宿食伤于脾胃，宜感应丸，推下三五次，然后依前施治调理之剂"。泄泻病因多样，病机复杂，本书以虚实论治，适于应对急症，但无法通治所有证型。作者预判了方证不应、疗效不佳的种种情况，并一一提出应对之策，有条不紊。文中虽见"不止""又不止""全不效"，但全无手足无措之感，反而体现了作者对病程全局在握，了然于胸。

3. 成方活用，师法不泥

《太平惠民和剂局方》① 刊行后，因其立方完备、配伍精奇、疗效卓著盛行于世，"既可守为法，又能传为业，恃之可立命，习之而成俗"。本书编撰于局方鼎盛之时，全书注明引用《局方》超过 120 处，几乎涵盖所有病证的诊治。除按原方原义应用外，还有多处活用发挥。

对局方的活用则包括增减药味、扩大主治、改变服法、增

---

① 太平惠民和剂局方：下文简称《局方》；文中"局方"指《局方》中收载的宋太医局所定之药方。

加药引几种情况。

（1）增减药味：如"夜梦遗精有虚实第六十二"中加味妙香散，"其法只依《局方》药味各成，妙香散末二两重，加木馒头末一两重"而得，木馒头清补兼顾，为治遗精良药。又如作者常用五积散，此方为"解表、温中、泄湿之剂，去痰、消痞、调经之方"，书中"腹痛有虚实不同不可一例用药第十五""口渴有虚实不可一例用药第十七""吐痰有虚实不可一例用药第二十五""刺胁有虚实第二十八""气痛有虚实第三十五"等多处，均去麻黄使用，意在缓其解表之力，而取温中、泄湿之功。

（2）扩大主治：如"头痛有虚实不可一例用药第十六"中，十神丸原主治时令不正，瘟疫妄行；胡芦巴丸原主治奔豚疝气，偏坠阴肿；四生丸《局方》谓其"专治"左瘫右痪，半身不遂，作者悉用于头痛证治。其中四生丸还被应用于头眩、男子妇人脚疮的治疗。

（3）改变服法：平胃散《局方》原服法为"每服二钱，以水一盏，入生姜二片，干枣二枚，同煎至七分，去姜、枣，带热服，空心，食前。入盐一捻，沸汤点服亦得"。本书"翻胃吐食第七十四"中则以"以白米糖丸平胃散"，白米糖助脾缓肝，兼可调和口感。

（4）增加药引：固真丹原以盐水、醋汤送服，本书"黄疸病第四十六"中，"余尝作防己黄芪汤，倍加白术、茯苓用以吞四炒固真丹"，增强疗效，引药归经。

本书对局方的引用实质是在辨证论治的前提下灵活使用成方成药，某种程度上打破了"专病专方""以方待病"的禁锢，拓展了《局方》的应用范围，丰富了其方剂的用法。

4. 用药灵便，方简效宏

书中除古方今用外，还有多首作者家传私方，立方新颖，组成简易，药精效宏。如治中风口哑，不能言语之苎蝎汤，仅全蝎、青苎二味，其中青苎利尿解热，上病下取，与全蝎合用，上下通调，甚是精妙。又如治尿浊之养半丸，仅半夏、南星、猪苓三味，半夏燥湿化痰，猪苓利水渗湿，合用清利下焦湿浊，本证日久痰瘀痹阻，配伍南星，化痰兼顾通络，方简效宏。

本书用药之"简便"，并非单指药味精简，还"简"在以常用药为主，"便"在服用便捷。综观全书，作者用药以草药为主，且善用地产药物，如青苎、山虾鳅蝍根、马蔺花、土狗、木馒头、紫金皮等，取其施用方便，价廉易得。书中收载方剂，丸散剂型占比很高，一方面这两种剂型比之汤剂可大大节省药物用量，节约了治疗成本；另一方面丸散便于服用、运输与贮存，且为配制好的成药，有利于家传私方的保密。对于修合不便，求购不得的情况，作者甚至还提供替代方案，如私方养半丸，"或修合未便，只以城市中问买青州白丸子，以五苓散末养一宿，用之亦效"。书中证治还大量使用局方，当时宋代"卖药所""太平惠民局"有成品药发售，购入服用都十分便捷。

小结

本书编撰于《局方》等官修方书的鼎盛阶段，在内容上也确实体现出这一明显的时代烙印。但可贵的是本书并没有墨守于局方陈规，而是立足于医学实践，逐证落定虚实，斟酌轻重浅深，重视疗效，突出实用，且时有独到见解。虽仅有孤本存世，部分文本原貌已难以考证，但仍不掩其亮点。

方剂索引

总 书 目